全视频

中医经典自然疗法丛书

跟国医名师
学艾灸

北京中医药大学针灸推拿专业
博士生导师 李志刚 主编

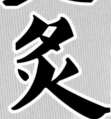

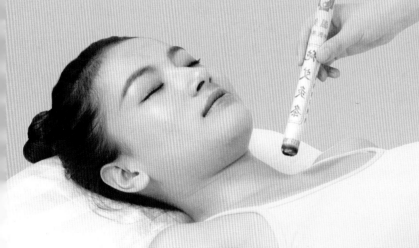

陕西新华出版传媒集团

陕西科学技术出版社
Shaanxi Science and Technology Press

图书在版编目（CIP）数据

跟国医名师学艾灸 / 李志刚主编 . — 西安 : 陕西
科学技术出版社 , 2017.4

（全视频中医经典自然疗法丛书）

ISBN 978-7-5369-6942-1

Ⅰ . ①跟… Ⅱ . ①李… Ⅲ . ①艾灸Ⅳ . ① R245.81

中国版本图书馆 CIP 数据核字 (2017) 第 070301 号

跟国医名师学艾灸

出 版 者	陕西新华出版传媒集团　陕西科学技术出版社
	西安北大街 131 号　邮编 710003
	电话（029）87211894　传真（029）87218236
	http://www.snstp.com
发 行 者	陕西新华出版传媒集团　陕西科学技术出版社
	电话（029）87212206　87260001
责任编辑	宋宇虎　高　曼
文案统筹	深圳市金版文化发展股份有限公司
摄影摄像	深圳市金版文化发展股份有限公司
印 刷	陕西思维印务有限公司
规 格	723mm×1020mm　1/16
印 张	14
字 数	250 千字
版 次	2017 年 4 月第 1 版
	2017 年 4 月第 1 次印刷
书 号	ISBN 978-7-5369-6942-1
定 价	39.80 元

前言

　　艾灸是中国自古相传的中医治病、养生方法，已经有数千年的历史。与按摩、针刺等方法相比，艾灸因为操作简单、效果明显、花费低廉、无副作用而受到普遍认可，是适合普通家庭使用的健康方法。

　　艾灸疗法在民间广为流传，自古以来就深受人们的喜爱，至今还留有"家有三年艾，郎中不用来"、"若要身体安，三里常不干"、"若要老人安，涌泉常温暖"等民间谚语。

　　月子里着凉，把艾条掰碎了泡脚就行；小宝宝着凉最爱拉肚子，每天给他灸肚脐；老是觉得腰部凉凉的，每天用艾盒灸命门15分钟；50岁以后，每天艾灸足三里10分钟，可增强脾胃功能，提高机体抵抗力，以预防各种疾病……

　　一团艾草、一个穴位，每天坚持十几分钟，艾的温煦就可扫除身体里的寒湿之气，拒绝亚健康，改善脏腑功能，健康就是这么容易！

　　本书采用了图文并茂的形式，通俗易懂、严谨科学，清晰地将每个穴位展现给读者。其中每个疾病都附有一个二维码，手机扫一扫，便有一个相应的视频，看真人演示操作手法，一看就懂，一学就会。

　　驱寒除湿消百病，看得明白，学得方便，古法艾灸保健，就这么简单！

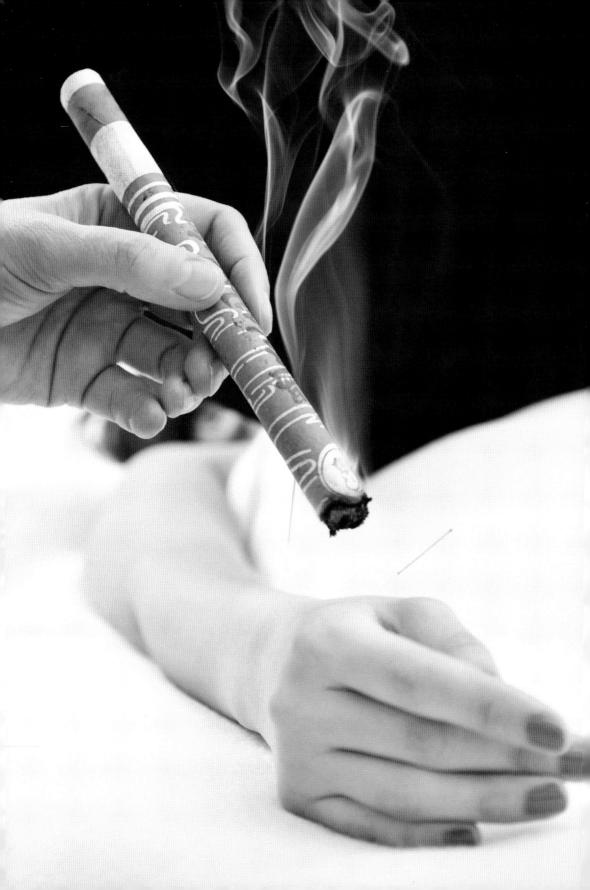

目录／Contents

PART 3
常见病，灸出健康好气色

PART 4
儿科病，做幸福的"艾"妈妈

PART 5
两性病，有"艾"就不怕

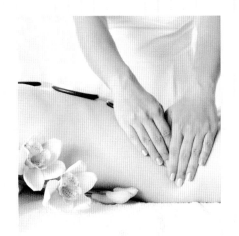

PART6
骨伤疾病，"艾"到痛自除

PART7
皮肤病，艾灸帮你解决面子问题

PART8
慢性病，灸祛寒湿百病消

中医灸疗历史悠久，在《扁鹊心书》和《本草纲目》中都有详细的文字记载。经过几千年的使用与发展，艾灸疗法已经成为与针刺相媲美的疗法。艾灸的作用广泛，在古代很多医书中都有记载，如："药之不及，针之不到，必须灸之"，"七年之病，求三年之艾"，"若要身体安，三里常不干"等。

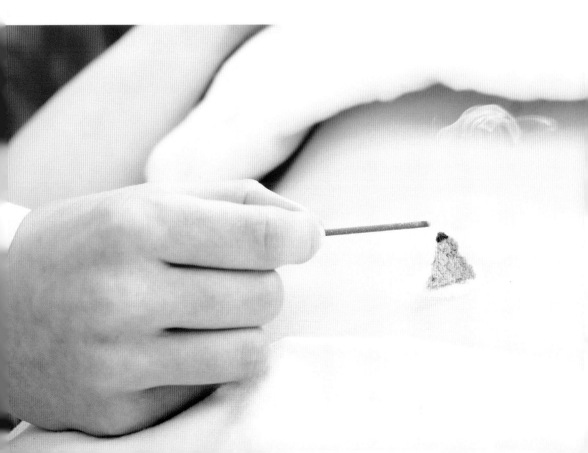

千年养生精粹——古法艾灸

艾灸疗法具体起源于何时已无证可考，但因其用火，所以可追溯到人类掌握和利用火的旧石器时代。火的使用让人们认识到，用火适当熏烤或烧灼身体的某些部位，可以减轻或治愈某些病痛。于是，远古的先民就采取用火烧灼身体固定部位的方法治疗疾病，灸法从此也就产生了。后来，又经过不断实践，人们最终选用既易点燃又有药理作用的艾草作为灸疗的主要材料，于是将这种方法称为艾灸。

关于艾灸疗法的记载可以追溯到殷商时代。在出土的殷商甲骨文中，有这样一个字：形象为一个人躺在床上，腹部安放着一撮草，很像用艾灸治病的示意。伴随着中医的发展，艾灸疗法也在不断完善。至唐代，灸法已发展成为一门独立学科，并有了专业灸师。北宋时，人们还发明了利用毛茛叶、芥子泥、旱莲草、斑蝥等刺激性药物贴敷穴位，使之发疱，进行天灸、自灸的方法。明代是针灸发展的高峰时期，《针灸大成》、《针灸大全》、《针灸聚英》等一批针灸著作相继问世。明末清初世乱纷纷，多数历朝名医编撰之典籍惨遭流落，针灸亦只在民间流传，至此灸法的发展进程遭受重大打击。

近年来，国内外出现了"中医热"、"针灸热"，艾灸疗法也随之复兴，并取得了长足的进步，出现了"燎灸"、"火柴灸"、"硫磺灸"等新灸法，发明了电热仪等各种现代灸疗仪器。同时，灸法在对支气管哮喘、骨髓炎、硬皮病、白癜风等疑难病症的防治中取得了较好的效果。艾灸还开始涉及减肥、美容等领域，备受医学界的瞩目。

艾灸疗法作为我国医学的重要组成部分，自古以来一直对世界医学有着深远的影响，针灸先后传入朝鲜和日本，后又传入亚洲其他国家和欧洲。迄今为止，全世界已有 100 多个国家和地区将我国的艾灸疗法作为解除患者病痛的治疗方法之一。

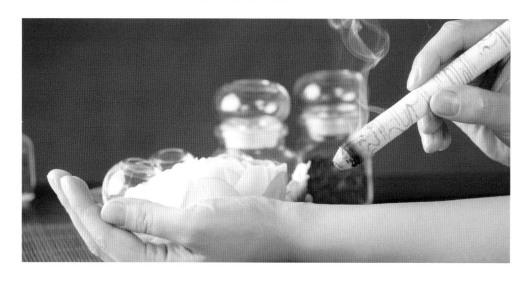

艾材的选择——教你如何分辨艾绒的优劣

每年农历的 4 ~ 5 月，采集新鲜肥厚的艾叶，在日光下反复晒干后放于石臼中或其它器械中，反复捣杵，使其细软如棉，然后筛去杂梗、灰尘，即成粗绒。如果要得到细绒，就要继续加工，重复上述步骤，经反复捣杵、晾晒、筛选后就成了土黄色洁净细软的细绒绒了。

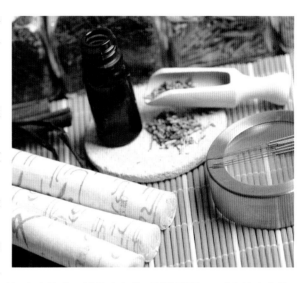

艾绒质量的优劣直接影响到施灸的效果，灸疗时必须选用陈旧的艾叶，而且越陈越好。因为新艾叶中含有的挥发油较多，燃之不易熄灭，会令人感到灼痛，而陈艾叶中的水分较少，同时还含有许多可燃的有机物，易燃易灭，可减少灼痛之苦。用陈艾灸疗，火力足、性温暖、气味芳香、通透走窜，最吻合灸法温通温补的治疗特点。

艾绒的好坏主要由四个条件决定：一是采集时间，一般在春末夏初，此时艾叶茂盛而柔嫩，非常干净，纤维较少；二就是加工的过程，好的艾绒在加工的时候非常细致，会清除干净里面的泥土和纤维，所以绒体柔软且细腻；三是贮存条件良好，艾绒干燥不潮湿；四是贮存的时间比较长，艾绒干燥且陈旧，其中的纤维已经基本不存在了，所以在燃烧的时候渗透力大、灸感强。

那么如何分辨艾绒的优劣呢？主要从绒、色、味、烟四个方面入手。

	绒	色	味	烟
优	绒体干燥、细腻、柔软、无杂质，可用手指捏成形。	土黄色或金黄色为好。	味道温和且有艾草的芳香，不刺鼻。	烟色淡白不浓烈，烟雾由下而上升起。
劣	有枝梗、艾叶粒等其他杂质，质感生硬不易成形。	偏绿色为当年的艾绒。	刺鼻、呛鼻、有霉味、青草味等。	火力刚烈，燃烧时烟色较黑且浓烈，容易烫伤。

艾灸的四大功效

温经散寒

人体的正常生命活动有赖于气血的运行，气行则血行，气止则血止，血气在经脉中流行，完全是由于"气"的推送。灸法是应用其温热性质刺激气血运行，起到温经通痹的作用。通过热灸对经络穴位的温热性刺激，可以温经散寒，加强机体气血运行，达到临床治疗目的。所以灸法可用于血寒气血运行不畅，留滞凝涩引起的痹症、腹泻等疾病，效果甚为显著。

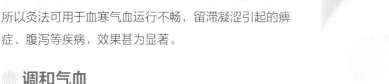

调和气血

正常的机体，气血在经络中周流不息，循序运行，如果由于外因的侵袭，人体或局部气血凝滞，经络受阻，即可出现肿胀疼痛等症状和一系列功能障碍，此时，灸治一定的穴位，可以起到调和气血，疏通经络，平衡功能的作用，临床上可用于疮疡疖肿、冻伤、癃闭、不孕症、扭挫伤等，尤以外科、骨伤科应用较多。

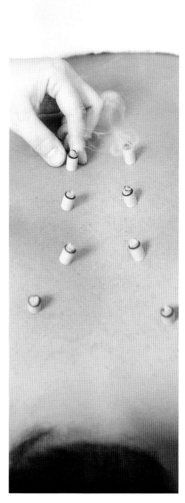

扶阳固脱

凡出现呕吐、下痢、手足厥冷、脉弱等阳气虚脱的患者，用大艾炷重灸关元、神阙等穴，往往可以起到扶阳固脱，回阳救逆，挽救垂危之疾的作用，在临床上常用于中风脱症、急性腹痛吐泻、痢疾等急症的急救。

升阳举陷

由于阳气虚弱不固等原因可致上虚下实，气虚下陷，出现脱肛、阴挺、久泄久痢、崩漏、滑胎等，灸疗不仅可以起到益气温阳，升阳举陷，安胎固经等作用，对卫阳不固、腠理疏松者，亦有效果。如脱肛、阴挺、久泄等病，可灸百会穴升阳举陷。

灸对穴位才有效——5 种方法帮您轻松找准穴位

体表标志法

体表标志，主要指分布于全身体表的骨性标志和肌性标志，可分为固定标志和活动标志。

固定标志：是指利用五官、毛发、爪甲、乳头、脐窝和骨节凸起、凹陷及肌肉隆起等固定标志来取穴的方法。如：鼻尖取素髎；两眉中间取印堂；两乳之间取膻中等。

活动标志：是指利用关节、肌肉、皮肤随活动而出现的孔隙、凹陷、皱纹等活动标志来取穴的方法。如：耳门、听宫、听会等应张口取；下关应闭口取。

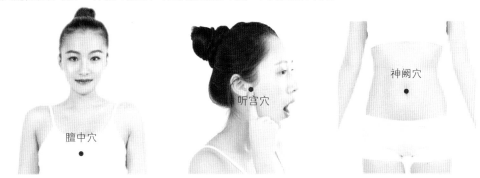

手指比量法

手指同身寸度量取穴法是指以患者本人的手指为标准度量取穴，是临床取穴定位常用的方法之一。这里所说的"寸"，与一般尺制度量单位的"寸"是有区别的，是用被取穴者的手指作尺子测量的。由于人有高矮胖瘦之分，不同的人用手指测量到的一寸也不等长。因此，测量穴位时要用被测量者的手指作为参照物，才能准确地找到穴位。

（1）拇指同身寸：拇指指间关节的横向宽度为 1 寸。

（2）中指同身寸：中指中节屈曲，内侧两端纹头之间作为 1 寸。

（3）横指同身寸：又称"一夫法"，指的是食指、中指、无名指、小指并拢，以中指近端指间关节横纹为准，四指横向宽度为 3 寸。

另外，食指和中指二指指腹横宽（又称"二横指"）为 1.5 寸。食指、中指和无名指三指指腹横宽（又称"三横指"）为 2 寸。

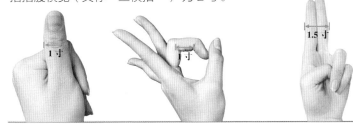

简便取穴法

临床中一种简便易行的腧穴定位方法。如立正姿势，手臂自然下垂，其中指端在下肢所触及处为风市；两手虎口自然平直交叉，一手指压在另一手腕后高骨的上方，其食指尽端到达处取列缺；握拳屈指时中指尖处为劳宫；两耳尖连线的中点处为百会等。此法是一种辅助取穴方法。

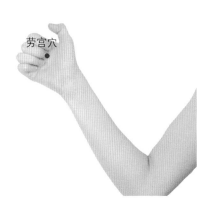
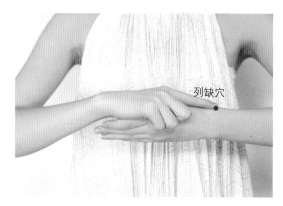

骨度分寸定位法

始见于《灵枢·骨度》篇。它是将人体的各个部位分别规定其折算长度，作为量取腧穴的标准。如前后发际间为 12 寸；两乳间为 8 寸；胸骨体下缘至脐中为 8 寸；耳后两乳突（完骨）之间为 9 寸；肩胛骨内缘至背正中线为 3 寸；腋前（后）横纹至肘横纹为 9 寸；肘横纹至腕横纹为 12 寸；股骨大粗隆（大转子）至膝中为 19 寸；膝中至外踝尖为 16 寸；胫骨内侧髁下缘至内踝尖为 13 寸。

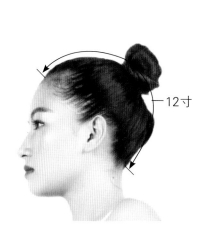

骨度分寸定位表

部位	起止点	折量寸	度量方法
头部	前发际到后发际	12寸	直
	耳后两乳突之间	9寸	横
	眉心到前发际	3寸	直
胸腹部	天突穴到剑突处	9寸	直
	剑突到肚脐	8寸	直
	脐中到耻骨联合部	5寸	直
	两乳头之间	8寸	横
侧身部	腋窝下到季胁	12寸	直
	季胁下到髀枢	9寸	直
上肢部	腋前纹头到肘横纹	9寸	直
	肘横纹到腕横纹	12寸	直
下肢部	耻骨联合处到股骨下端内侧髁	18寸	直
	胫骨下端内侧髁到内踝尖	13寸	直
	髀枢到外膝眼	19寸	直
	外膝眼到外踝尖	16寸	直

说明：度量方法中的"直"指矢状线，即与人体正中线平行的线为"直线"；"横"即与人体正中线水平垂直的线为"横线"；"季胁"即第11肋骨的下缘；"髀枢"即人体股骨大转子处。

◉ 感知找穴法

身体感到异常，用手指压一压，捏一捏，摸一摸，如果有痛感、硬结、痒等感觉，或与周围皮肤有温度差，如发凉、发烫，或皮肤出现黑痣、斑点，那么这个地方就是所要找的穴位。感觉疼痛的部位，或者按压时有酸、麻、胀、痛等感觉的部位，可以作为阿是穴治疗。阿是穴一般在病变部位附近，也可在距离病变部位较远的地方。

一学就会，灵活掌握艾灸疗法

　　艾灸疗法经过历代医家经验的积累，其种类和灸法有了很大的变化。艾灸的操作一般都较为简单，与针灸相比，它不需要专业的行针手法，而且灸的范围较大，取穴也没有针灸严格。常用的方法有艾炷灸、艾条灸和天灸。患者可根据自身的具体情况选择最适合自己的方法。

● 艾炷灸

　　艾炷灸就是将艾炷直接或间接置于穴位上施灸的方法。艾炷就是把艾绒做成大小不等的圆锥形艾团。其制作方法也很简单：先将艾绒置于手心，用拇指搓紧，再放到平面桌上，以拇指、食指、中指捻转成上尖下圆底平的圆锥状。麦粒大者为小炷，黄豆大者为中炷，蚕豆大者为大炷。

　　在施灸时，每燃完一个艾炷，我们叫做一壮。施灸时的壮数多少、艾炷大小，可根据疾病的性质、病情的轻重、体质的强弱而定。根据不同的操作方式，艾炷灸可分为直接灸（着肤灸）和间接灸（隔物灸）两大类。一般而言，用于直接灸时，艾炷要小些；用于间接灸时，艾炷可大些。下面，我们为大家分别详细介绍：

▶ 直接灸

　　即把艾炷直接放在皮肤上施灸，以达到防治疾病的目的。这是灸法中最基本、最主要且较常用的一种灸法。古代医家均以此法为主，现代临床上也常用。施灸时多用中、小艾炷。可在施灸穴位的皮肤上涂少许石蜡油或其他油剂，使艾炷易于固定，然后将艾炷直接放在穴位上，用火点

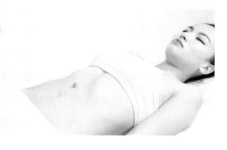

燃尖端。当患者有灼热感时，用镊子将艾炷夹去，更换新艾炷施灸。灸治完毕后，可用油剂涂抹，以保护皮肤。适用于一般虚寒证及眩晕、皮肤病等。

▶ 间接灸

　　即在艾炷与皮肤之间垫上某种药物再施灸，具有艾灸与药物的双重作用，加之本法火力温和，患者易于接受，故广泛应用于内、外、妇、儿、五官科疾病。间接灸根据其衬隔物品的不同，可分为多种灸法。

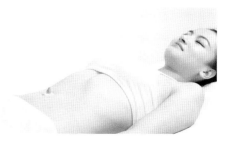

①隔姜灸。用厚约0.3厘米的生姜片，在中心处用针穿刺数孔，上置艾炷放在穴位上施灸，患者感觉灼热不可忍受时，可用镊子将姜片向上提起，衬一些纸片或干棉花，放下再灸，或用镊子将姜片提举稍离皮肤，灼热感缓解后重新放下再灸，直到局部皮肤潮红为止。此法简便，易于掌握，一般不会引起烫伤，可以根据病情反复施灸，对虚寒病症，如腹痛、泄泻、痛经、关节疼痛等均有疗效。

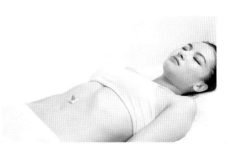

②隔蒜灸。取新鲜独头大蒜，切成厚约0.3厘米的蒜片，用细针穿刺数孔，放于穴位或患处，上置艾炷点燃施灸。艾炷如黄豆大，每灸4～5壮更换蒜片，每穴1次灸足7壮。也可取适量大蒜，捣成泥状，敷于穴上或患处，上置艾炷点燃灸之。适用于痈、疽、疮、疖、蛇咬等外伤疾患。

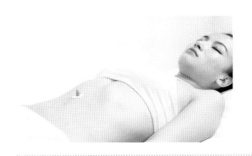

③隔盐灸。用于脐窝部（神阙穴）施灸。操作时用食盐填平脐孔，再放上艾炷施灸。若患者脐部凸起，可用水调面粉，搓成条状围在脐周，再将食盐放入面圈内隔盐施灸。本法对急性腹痛吐泻、痢疾、四肢厥冷和虚脱等症，具有回阳救逆之功。

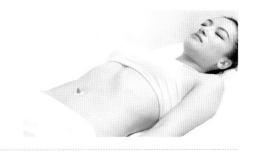

艾条灸

艾条灸是目前人们最为常用的灸法，因其方便、安全、操作简单，最适宜于进行家庭自我保健和治疗。将艾条点燃后在穴位或病变部位进行熏灸的方法，又称艾卷灸法。根据艾条灸的操作方法，分为温和灸、雀啄灸和回旋灸三种。下面我们为大家分别介绍。

温和灸

温和灸法即悬灸法。施灸者手持点燃的艾条，对准施灸部位，在距皮肤3厘米左右的高度进行固定熏灸，使施灸部位温热而不灼痛，一般每处需灸5分钟左右。温和灸时，在距离上要由远渐

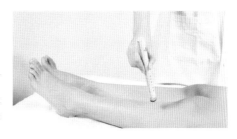

近，以患者自觉能够承受为度，而当对小儿施行温和灸时，则应以小儿不会因疼痛而哭闹为度。也有用灸架将艾条固定于施灸处上方进行熏灸，可同时在多处进行灸治。本法有温经散寒、活血散结等作用，对于神志不清、局部知觉减退的患者及小儿施灸时，术者可将另一只手的食、中两指分置于施灸部位两侧，通过术者的手指感觉局部皮肤的受热程度，以便调节施灸距离，防止烫伤。进行温和灸时应注意周围环境的温度，以免因袒露身体而致伤风感冒。

雀啄灸

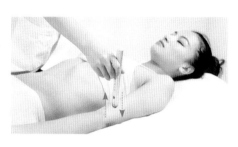

施灸者手持点燃的艾条，在施灸穴位皮肤的上方约 3 厘米处，如鸟雀啄食一样做一上一下地活动熏灸，而不固定于一定的高度，一般每处熏灸 3 ～ 5 分钟。本法多用于昏厥急救及小儿疾病，作用上偏于泻法。注意向下活动时，不可使艾条触及皮肤，及时掸除烧完的灰烬，此外还应注意艾条移动速度不要过快或过慢，过快则达不到目的，过慢易造成局部灼伤及刺激不均，影响疗效。

回旋灸

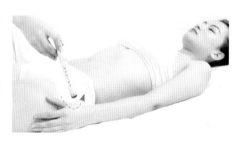

施灸者手持燃着的艾条，在施灸部位的上方约 3 厘米高度，根据病变部位的形状做速度适宜的上下、左右往复移动或反复旋转熏灸，使局部 3 厘米范围内的皮肤温热而不灼痛。适用于呈线状或片状分布的风湿痹痛、神经麻痹等范围稍大的病症。

天灸

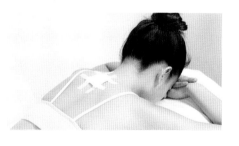

天灸，现代人称之为药物发疱灸，是用一些对皮肤有刺激性、能引起发疱的药物敷贴于穴位或患处的一种无热源灸法。

敷药后能使局部皮肤潮红、充血，甚至引起疱如火燎，故称天灸。天灸所用药物大多是单味中药，但也有用复方的。常用的有毛茛、大蒜、斑蝥、白芥子、巴豆、细辛、吴萸、甘遂、天南星、蓖麻子等数十种。

艾灸的适应证和禁忌证

艾灸的最佳适应证

1. 内科：感冒、咳嗽、支气管哮喘、缺铁性贫血、糖尿病、结肠炎、低血压、高脂血症、便秘等。

2. 外科：肠梗阻、脱肛、痔疮、血栓闭塞性脉管炎、阑尾炎等。

3. 男科：阳痿、早泄、遗精、前列腺炎、前列腺增生症、不育症等。

4. 妇科：女性性冷淡、月经不调、痛经、闭经、带下病、外阴瘙痒、乳腺增生、产后缺乳等。

5. 儿科：百日咳、腹泻、便秘、遗尿、惊风、伤食、肺炎等。

6. 骨科：颈椎病、落枕、类风湿性关节炎、肩周炎、慢性腰肌劳损等。

7. 五官科：耳鸣、耳聋、过慢性鼻炎、牙痛、近视、远视、鼻出血、红眼病、角膜炎、麦粒肿等。

8. 皮肤科：荨麻疹、湿疹、白癜风、皮肤瘙痒症、神经性皮炎、带状疱疹等。

艾灸的禁忌证

1. 中医范畴内的实热证或阴虚发热病症，如高热、高血压危象、肺结核、咯血、严重贫血、急性传染性疾病，患病期间不宜进行艾灸。

2. 患有器质性心脏病伴有心功能不全、精神分裂症的病人不宜进行艾灸。

3. 脸面部、颈部以及大血管经过的体表区域、黏膜附近不宜进行艾灸。

4. 过饥、过饱、大量饮酒、精神情绪过于激动、过劳的情况下不宜进行艾灸。

5. 皮肤痈疽疔发作期间，局部红肿热痛者不宜进行艾灸。

6. 处于孕期或经期的女性，腰腹部位不宜进行艾灸。

艾灸后不良反应的处理

灸疮的处理

古人认为在体表直接灸治，产生灸疮化脓是一种有效的治疗手段，称为化脓灸或瘢痕灸，往往认为能够达到神奇的疗效。现代人对于化脓灸有一种恐惧心理，怕痛，怕造成严重的后果，实际上对于灸疮大可不必大惊小怪，甚至用抗生素治疗，只要我们认真护理，一般不会产生不良反应。

对于因施灸过量，时间过长，局部出现小水泡，只要注意不擦破，可任其自然吸收。如水泡较大，可用消毒的三棱针刺破水泡，放出水液，或用无菌的一次性注射针抽出水液，再涂以龙胆紫，并以纱布包敷。如用化脓灸者，在灸疮化脓期间，要注意适当休息，加强营养，保持局部清洁，并可用敷料保护灸疮，以防污染，待其自然愈合。如处理不当，灸疮脓液呈黄绿色或有渗血现象者，可用消炎药膏或玉红膏涂敷。

对糖尿病、皮肤病、面部穴位及身体虚弱者禁用化脓灸。若灸疮有继发感染，应积极给予抗炎治疗。

过敏的处理

采用艾灸疗法，有时可以诱使机体出现程度不等的过敏反应。虽然预后一般良好，但有时也可出现较重的证候，应引起足够的重视。导致过敏反应的主要原因是患者本身是易过敏体质。

临床表现以过敏性皮疹最为常见：局限性（穴位周围区域）的红色小疹，或全身性的风团样丘疹，浑身发热，瘙痒难忍，重者可伴有胸闷，呼吸困难，甚至面色苍白，大汗淋漓，脉象细微。

当有局部或全身过敏性皮疹时，一般于停止艾灸后几天内自然消退。在此期间宜服用抗组胺药，维生素 C 等药物，多饮水。如有发热，奇痒，烦燥不安等症状时，应及时送医治疗。

晕灸的处理

晕灸是一种不多见的艾灸不良反应，多为轻症，但也有较严重的情况应引起注意。晕灸产生的诱因很多，比如体质虚弱、精神过于紧张、饥饿、疲劳、穴位艾灸刺激过强、体位不当等因素。晕灸的临床表现主要为：轻者头晕胸闷，恶心欲呕，肢体发软发凉，摇晃不稳，或伴瞬间意识丧失；重者突然意识丧失，昏扑在地，唇甲青紫，大汗淋漓，面色灰白，双眼上翻，二便失禁。

对于轻度晕灸应迅速停止施灸，将患者扶至空气流通处，抬高双腿，头部放低（不用枕头），静卧片刻即可。如患者仍感不适，给予温热开水或热茶饮服。重度晕灸马上停灸后平卧，如情况紧急，可令其直接卧于地板上，必要时，应及时送医治疗。

艾灸后疾病好转的征象

1. 灸时全身或半身出汗，此为体质多虚多寒，属邪毒外排的现象，施灸 2 ~ 5 次后可缓解。

2. 灸时痒，多为风、为虚、为湿。

3. 灸时身体抖动，多为肝经的问题，属经络不畅达。

4. 灸时肩、颈、腿、脚等冒风或冒凉气，多为寒气或风气外排的现象。

5. 灸时热量可达腹内或下肢，多为虚寒体质，为好转的表现。

6. 灸后有水泡，古称灸花，为湿气或其它毒素外排的表现。小的无需处理，大的需在严格无菌操作下将脓液引流减压，注意引流之后的包扎及避免感染。

7. 灸后局部起红疹，多在灸完 2 ~ 3 天后出现，多数属湿气外排的好转反应。

8. 灸后伤口处发痒、发红、发肿、化脓，是伤口处有湿热或寒湿外排的现象，属好转反应。

9. 灸后膝盖处有向外冒风感或发麻感，属风邪外排（或湿气）外排现象。

10. 灸后不热，没有感觉，多为身体经络瘀阻不通，或身体非常好的表现。

11. 灸后腹泻，并无气虚的表现，属于排毒的反应。

12. 灸后便秘，多为气血虚弱或体内有热导致，灸后可多喝温水助缓解。

13. 灸后腰酸、腰痛，属于"气冲病灶"的反应。气血打通郁结点，本来没有感觉，现在反而有了感觉，多为身体有陈旧性损伤。

14. 灸后头晕、失眠，多为气血充足，上冲于头部的反应。

15. 灸后月经延迟和月经提前，属经络调整的过程，为好转反应，不影响下个月经周期。

16. 乳腺增生灸疗时部分患者会有疼痛和蚁行感，疼痛属化瘀散结的过程，蚁行感为气血运行，邪毒外排的过程。

17. 灸后上火，艾灸后会出现口干舌燥的现象，这表明体内的阴阳正在调整，这时应注意多喝温开水。有时候还会出现西医所诊断的各种炎症，这是因为病邪逐渐外发，出现炎症的地方正是病邪被驱赶外排的地方，此时应该继续艾灸，直到病邪完全被排除。

十大艾灸保健穴，灸灸更健康

足三里
穴位疗法扫扫看

足三里——延年益寿抗衰老

唐朝药王孙思邈在《千金方》中将足三里穴称为"长寿穴"。足三里穴属足阳明胃经，胃经为多气多血之经，与脾经互为表里，所以艾灸足三里穴最直观的功效就是调养脾胃、滋养气血，可增强人的消化、吸收、免疫功能，还能消除疲劳、防病健身、延年益寿。

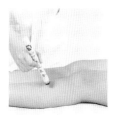

操作图

艾灸方法

艾灸时可采用艾条回旋灸或者雀啄灸，每次 15 ~ 20 分钟，每天 1 次，坚持一段时间后，即能感觉到身体的变化。

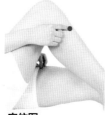

定位图

主治病症

胃十二指肠球部溃疡、急性胃炎、呕吐、呃逆、嗳气、肠炎、痢疾、便秘、胆囊炎、糖尿病、高血压、肾结石绞痛、脑血管病、耳聋、耳鸣、支气管哮喘等。

神阙
穴位疗法扫扫看

神阙——温补下元益脾胃

神阙为任脉上的阳穴，命门为督脉上的阳穴，二穴前后相连，阴阳和合，是人体生命能源的所在地。经常对神阙穴进行艾灸，可使人体真气充盈、精神饱满、体力充沛、腰脊强壮、脾胃安和、益寿延年。

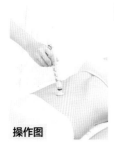

操作图

艾灸方法

艾灸时可采用隔姜灸，将姜片上穿刺数孔，覆盖于脐上，隔姜温和灸 5 分钟，以局部皮肤潮红发热为度。

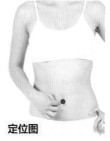

定位图

主治病症

胃痛、反胃、泄泻、腹水、小便不利、失眠、梦遗、月经不调、痛经、不孕、内分泌失调、手脚冰冷等。

关元
穴位疗法扫扫看

关元——调理冲任补元气

关元穴是元阴元阳交会之所，也就是人们常说的"丹田"，此穴是体内阳气所在之地，更是精气化生之所。关元穴是男子藏精、女子藏血之处，主生殖，故为全身养生保健要穴之一，常用于治疗元气虚损病症、妇科病症和下焦病症。

艾灸方法 ▶

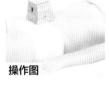

操作图

将艾灸盒放于关元穴上，灸治 10 ～ 15 分钟，以局部皮肤潮红发热为度。

主治病症 ▶

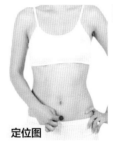

定位图

阳痿、早泄、遗精、月经不调、子宫脱垂、盆腔炎、不孕症、遗尿、膀胱炎、尿道炎、痢疾、疝气、脱肛、高血压、健忘、神经衰弱、虚脱、身体虚弱。

中脘
穴位疗法扫扫看

中脘——健脾益胃颜如花

中脘是胃之募穴，可反映胃的运化功能。胃的受纳出现障碍，就会影响人的消化、吸收，导致机体营养不良、各项生理机能减弱，故中医有"得胃气者生，失胃气者死"的说法。在宋人王执中的著作里也提到霍乱止泻、消化不良可艾灸中脘穴。

艾灸方法 ▶

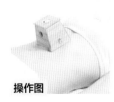

操作图

将点燃的艾灸盒放于中脘穴上，灸治 10 ～ 15 分钟，以局部感觉温热舒适为度。

主治病症 ▶

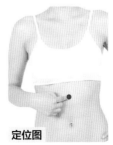

定位图

食欲缺乏、腹胀、腹泻、腹痛、肠鸣、吞酸、呕吐、便秘、黄疸、目眩、耳鸣、痤疮、精力不济、神经衰弱、恶心、嗳气、慢性肝炎、慢性胃炎、胃痛等。

命门
穴位疗法扫扫看

命门——男性宜灸保健穴

命门穴是生命之火起源和藏匿的地方，与腹部的神阙穴（肚脐）遥遥相对、前后呼应，在中医学中有着非常特殊的意义。平时人们常说的进补命门意指益肾壮阳。明朝张景岳强调"命门为元气之根"，其重要作用不言而喻，尤其对于男性，命门穴的保健更是必不可少。

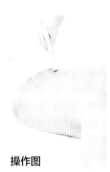

操作图

艾灸方法

用艾条温和法灸治命门穴 10 ~ 15 分钟，每天 1 ~ 2 次。

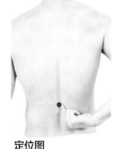

定位图

主治病症

遗尿、泄泻、遗精、阳痿、早泄、赤白带下、月经不调、习惯性流产、汗不出、寒热疟、胃下垂、前列腺炎等。

内关
穴位疗法扫扫看

内关——心胸疾病内关谋

常按内关穴对治疗心脏、胃腑疾病以及神经性疾病有明显的效果，具有宁心安神、宽胸理气、宣肺平喘、降逆止呕等功效。在平时的养生保健过程中，可以经常按压这个穴位，能够舒缓疼痛、消除疲劳。现代常用此穴位治疗如心绞痛、心肌炎、心律不齐、胃炎等心胸疾病。

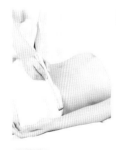

操作图

艾灸方法

用艾条温和灸法灸内关穴 10 ~ 15 分钟，以局部皮肤感觉温热舒适为度。

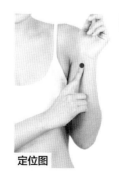

定位图

主治病症

心悸、心绞痛、心肌炎、胸闷、眩晕、癫痫、失眠、偏头痛、胃痛、呕吐、呃逆、上肢疼痛等病症。

身柱
穴位疗法扫扫看

身柱——宝宝必灸保健穴

在日本医学界，身柱穴被称为"小儿百病之灸点"，其主要功效源于它位置的特殊性。身柱穴位于第三胸椎棘突下凹陷中，属督脉脉气所发之地，其名字就是指全身之柱的意思。艾灸此穴可通阳理气、祛风退热，适用于小儿大部分病症。小儿若无病时，在其出生75天以后，即可开始灸身柱等穴，以保健康；若是有病症表现时，则时间不限，随时可灸。

艾灸方法

将艾灸盒放于身柱穴上，灸治10～15分钟，以局部皮肤潮红发热为度。

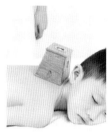

操作图

主治病症

身热头痛、咳嗽、气喘、惊厥、癫狂痫证、脊背强痛、疔疮发背等病症。

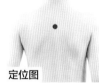

定位图

气海
穴位疗法扫扫看

气海——女性必灸保健穴

气海穴位于任脉，是体内阳气、阴血汇聚之海，承担着气血生化之源的作用。气海穴所在处，也就是女性子宫所在之处，宫寒血瘀则众病丛生，宫暖血畅则一身轻松，由此可见气海穴对于女性的重要性。气海穴为男女精气会聚之处，有益肾固精、升阳补气、补虚固本、调理冲任、通经散瘀、行气化浊的功能。

艾灸方法

将艾灸盒放于气海穴上，灸治15～20分钟，以局部皮肤潮红发热为度。

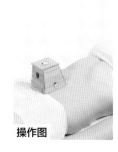

操作图

主治病症

腹痛、泄泻、便秘、遗尿、阳痿、遗精、闭经、痛经、崩漏、带下、产后恶露不绝、水肿、脑卒中、儿童发育不良等。

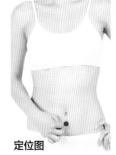

定位图

合谷
穴位疗法扫扫看

合谷——头面诸疾求合谷

合谷穴位于拇指与食指之间的虎口，从外形来看，两个手指类似两座山，中间的虎口犹如一个山谷，故得名。灸疗合谷穴不仅能够疏解肺气，还能够治疗胃肠不适。除此之外，中医理论中还有"头面合谷收"的说法，意思就是头面部的不适与疾病，可取合谷穴而解。

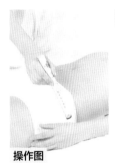

艾灸方法

用艾条温和灸法灸合谷穴 10 ~ 15 分钟，以局部皮肤感觉温热舒适为度。

操作图

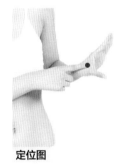

主治病症

头痛、齿痛、目赤肿痛、咽喉肿痛、鼻出血、耳聋、疟腮、牙关紧闭、热病、风热感冒、滞产、闭经、便秘、腹痛、上肢疼痛等。

定位图

三阴交
穴位疗法扫扫看

三阴交——女性保健首选穴

三阴交穴，顾名思义，是指三条阴经（脾经、肝经、肾经）运行的气血交汇于此。三阴交穴位于内踝尖上 3 寸，是应用相当广泛的养生保健穴位之一。此穴对增强腹腔诸脏器功能，特别是男女生殖系统的健康有重要作用，可达到健脾益气、柔肝养血、益肾固本的功效。

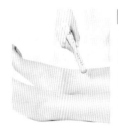

艾灸方法

用艾条温和灸法灸三阴交穴 10 ~ 15 分钟，以局部感觉温热舒适为度。

操作图

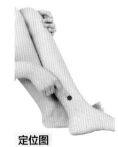

主治病症

月经不调、崩漏、带下、闭经、难产、产后恶露不绝、不孕、遗精、阳痿、小便不利、水肿、肠鸣腹胀、泄泻、便秘、失眠、眩晕等。

定位图

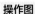

我们常说"五脏六腑",那它指的是什么呢?五脏,即心、肝、脾、肺、肾,脏能贮藏人体生命活动所必需的各种精微物质。六腑,即胆、胃、大肠、小肠、膀胱、三焦,腑的共同生理特点是主管消化食物,吸收营养,排泄糟粕。脏腑功能是否和谐安康影响着人体的健康,做好脏腑的保健,可以起到防病治未病的作用。艾灸可温经散寒、调和五脏六腑,采用不同的艾灸疗法,不仅能防病保健康,还可以起到美容养颜、延年益寿、养心安神的作用。

PART 2 养生保健,「艾」先行

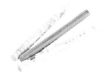

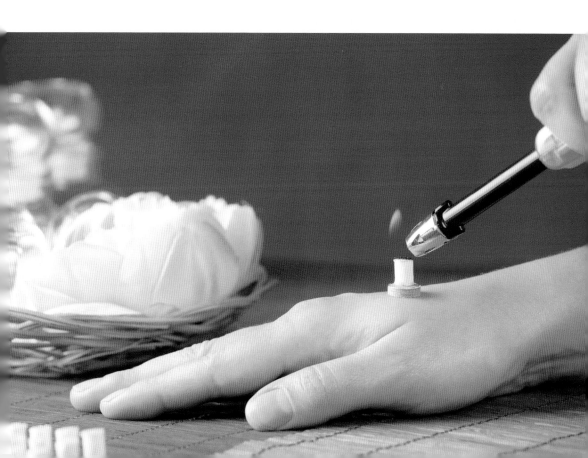

健脾养胃

中脘、足三里、脾俞都是常用的健脾和胃腧穴，常灸之可开胃健脾。

【健康提示】

现代社会工作和生活节奏加快，压力变大，人们的饮食不规律，常常暴饮暴食，导致各种胃部疾病的发作，而这些因素也会造成"脾虚"，出现胃胀痛、食欲差、便溏、疲倦乏力等症状。

艾灸疗法

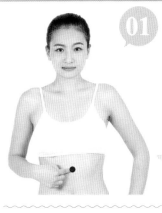

01 艾盒灸中脘

取一段艾条（约5厘米），固定于艾灸盒顶盖上，点燃艾条一端。找到中脘穴，将艾灸盒放于中脘穴上施灸15分钟。

『穴位定位』

位于上腹部，前正中线上，当脐中上4寸。

雀啄灸足三里 02

用打火机将艾条一端点燃，找到一侧足三里穴，用艾条雀啄灸法灸治足三里穴10分钟，有热感上行即可。

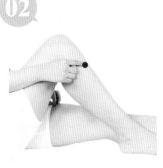

『穴位定位』

位于小腿前外侧，当犊鼻下3寸，距胫骨前缘一横指（中指）。

03 艾盒灸脾俞

将燃着的艾灸盒放于脾俞穴上施灸15分钟，以局部感觉潮红发热为度。

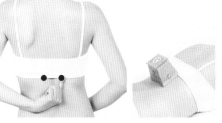

『穴位定位』

位于背部，当第十一胸椎棘突下，旁开1.5寸。

健脾养胃
艾灸疗法扫扫看

【健康提示】

　　肝是人体的将军之官，它调节血液，承担着解毒和废物排泄的任务，同时保证人体血气通畅。研究表明：刺激某些人体穴位可以疏肝解郁、养肝明目，还可以缓解肝区疼痛，起到更好的养肝、护肝效果。

艾灸疗法

雀啄灸内关

01

用艾条雀啄灸法灸治内关穴 10 分钟，以局部潮红发热为度。对侧以同样的方法操作。

『穴位定位』

位于前臂掌侧，当曲泽与大陵的连线上，腕横纹上 2 寸，掌长肌腱与桡侧腕屈肌腱之间。

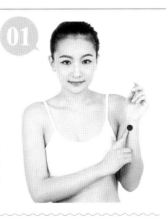

02

雀啄灸太冲

用艾条雀啄灸法灸治太冲穴 5 分钟，以局部潮红发热为度。对侧以同样的方法操作。

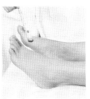

『穴位定位』

位于足背侧，当第一跖骨间隙的后方凹陷处。

雀啄灸行间

03

用艾条雀啄灸法灸治行间穴 5 分钟，以局部潮红发热为度。对侧以同样的方法操作。

『穴位定位』

位于足背侧，当第一、第二趾间，趾蹼缘的后方赤白肉际处。

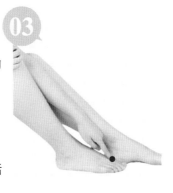

疏肝解郁
艾灸疗法扫扫看

养心安神

心安神；心经原穴神门宁心安神。

膻中宽胸理气；心之背俞穴心俞补

【健康提示】

心烦意乱、睡眠表浅、焦虑以及精神恍惚等都是亚健康的表现，对工作和生活都会产生很严重的影响。研究表明：刺激人体某些穴位可以疏解心烦气闷，辅助保障自己的身体健康，有助于达到安神的效果。

艾灸疗法

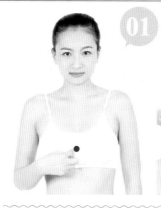

01 悬灸膻中

用打火机将艾条一端点燃，找到膻中穴，用艾条悬灸法灸治 10 分钟，以局部皮肤潮红发热为度。

『穴位定位』

位于胸部，当前正中线上，平第四肋间，两乳头连线的中点。

艾盒灸心俞

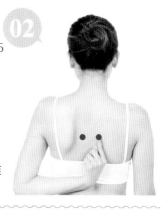

将艾灸盒放于心俞穴上，灸治 10 ~ 15 分钟，以局部皮肤潮红发热为度。

『穴位定位』

位于背部，当第五胸椎棘突下，旁开 1.5 寸。

03 回旋灸神门

用艾条回旋灸法灸治神门穴 10 分钟。对侧以同样的方法操作。

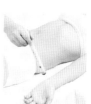

『穴位定位』

位于腕部，腕掌侧横纹尺侧端，尺侧腕屈肌腱的桡侧凹陷处。

养心安神
艾灸疗法扫扫看

【健康提示】

肺病是临床上比较常见的疾病之一，是在外感或内伤等因素影响下，肺脏功能失调和病理变化的病症，经常会有咳嗽、流涕、气喘等。研究表明：刺激人体穴位可滋阴润肺、开瘀通窍、调理肺气，还可预防肺部疾病。

艾灸疗法

悬灸膻中

用打火机将艾条一端点燃，找到膻中穴，用艾条悬灸法灸治 10 分钟，以局部皮肤潮红发热为度。

『穴位定位』

位于胸部，当前正中线上，平第四肋间，两乳头连线的中点。

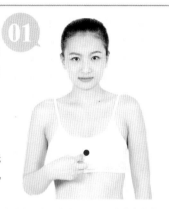

01

艾盒灸肺俞

将燃着的艾灸盒放于双侧肺俞穴上灸治 10 ~ 15 分钟，以局部皮肤潮红发热为度。

02

『穴位定位』

位于背部，当第三胸椎棘突下，旁开 1.5 寸。

温和灸太渊

找到一侧太渊穴，用艾条温和灸法灸治 5 分钟。对侧以同样的方法操作。

03

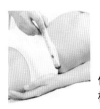

『穴位定位』

位于腕掌侧横纹桡侧，桡动脉搏动处。

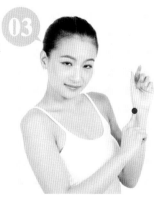

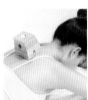

艾灸保健04

宣肺理气

膻中可宽胸理气，加上肺之背俞穴肺俞与肺经原穴太渊，三穴合用可预防肺部疾病。

宣肺理气，艾灸疗法扫扫看

补肾强腰

经常艾灸三阴交、中极、曲骨等穴位可以补肾益腰。

【健康提示】

从古至今，补肾似乎是男性的专利，殊不知，夜尿频多、失眠多梦、腰膝酸软、脱发白发等症状在女性当中也较为多见。研究表明：刺激人体某些穴位可疏通经络，补充肾气，"肾气足"，则"百病除"。

艾灸疗法

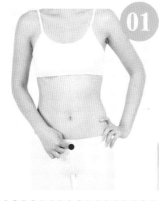

01 艾盒灸中极

将燃着的一个艾灸盒放于中极穴上施灸 10 分钟，以局部感觉温热舒适为宜。

『穴位定位』

位于下腹部，前正中线上，当脐中下 4 寸。

温和灸曲骨 02

用艾条温和灸法灸曲骨穴 10 分钟，以局部感觉温热舒适为度。

『穴位定位』

位于下腹部，当前正中线上，耻骨联合上缘的中点处。

03 悬灸三阴交

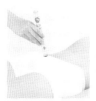
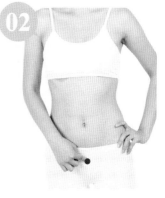

用艾条悬灸法灸治三阴交穴 10 分钟，以皮肤有红晕、热感上行为宜。

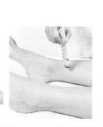

『穴位定位』

位于小腿内侧，当足内踝尖上 3 寸，胫骨内侧缘后方。

补肾强腰艾灸疗法扫扫看

【健康提示】

　　气血对人体最重要的作用就是滋养。气血充足，则人面色红润，肌肤饱满丰盈，毛发润滑有光泽。若气血不足，则皮肤粗糙，发暗，发黄。研究表明：刺激人体某些穴位可疏导经络，利于体内气血运行，达到益气养血的效果。

益气养血

膻中活血通络，气海补益气血，足三里健脾和胃，化生气血。三穴合用可滋养气血。

艾灸疗法

雀啄灸膻中

用打火机将艾条一端点燃，找到膻中穴，用艾条雀啄灸法灸治 10 分钟。

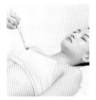

01

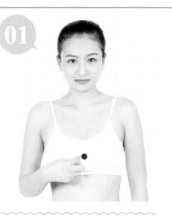

『穴位定位』

位于胸部，当前正中线上，平第四肋间，两乳头连线的中点。

02

艾盒灸气海

将艾灸盒放于气海穴上灸治 10 ～ 15 分钟，以局部潮红发热为宜。

『穴位定位』

位于下腹部，前正中线上，当脐中下 1.5 寸。

温和灸足三里

将艾条一端点燃，找到一侧足三里穴，用艾条温和灸法灸治 10 分钟。对侧以同样的方法操作。

03

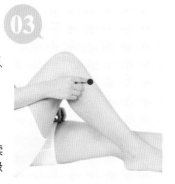

『穴位定位』

位于小腿前外侧，当犊鼻下 3 寸，距胫骨前缘一横指（中指）。

益气养血
艾灸疗法扫扫看

降压降糖·

疗高血压的经验效穴。京门与巨阙常灸之可降压，是治

【健康提示】

被称为"富贵病"的高血压、高血糖，已如"旧时王谢堂前燕，飞入寻常百姓家"。研究表明：刺激人体某些穴位，可以调节经气，改善机体生理功能，使代谢系统恢复正常运作。

艾灸疗法

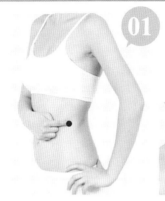
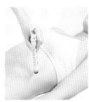

01 温和灸京门

用艾条温和灸法灸治京门穴 10 分钟，以皮肤耐受和红润为度。对侧京门穴以同样的方法操作。

『穴位定位』

位于侧腰部，章门后 1.8 寸，当十二肋骨游离端的下方。

温和灸巨阙 02

用艾条温和灸法灸治巨阙穴 10 ~ 15 分钟，以局部感觉温热舒适为度。

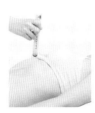

『穴位定位』

位于上腹部，前正中线上，当脐中上 6 寸。

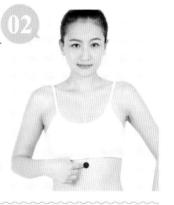

03 艾盒灸心俞

将燃着的艾灸盒放于背部心俞穴上灸治 10 ~ 15 分钟，以局部感觉温热舒适为度。

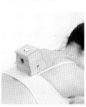

『穴位定位』

位于背部，当第五胸椎棘突下，旁开 1.5 寸。

降压降糖·
艾灸疗法扫扫看

【健康提示】

工作、学习紧张，生活压力大，导致很多人整天处于身体疲劳状态。人经常疲劳主要是因为身体营养不均衡，免疫力低下所致。研究表明：刺激人体某些穴位可通调气血，焕发身体活力，达到消除疲劳的作用。

消除疲劳

关元可温肾固本；艾灸风门、三阴交可通调背部、腿部经络气血，焕发身体活力。

艾灸疗法

艾盒灸关元

将燃着的艾灸盒放于腹部关元穴上灸治 10 ~ 15 分钟，以皮肤出现红晕、有热感为度。

『穴位定位』

位于下腹部，前正中线上，当脐中下 3 寸。

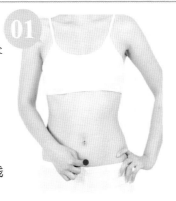

艾盒灸风门

将燃着的艾灸盒放于风门穴上，灸治 10 ~ 15 分钟，以皮肤出现红晕、有热感为度。

『穴位定位』

位于背部，第二胸椎棘突下，旁开 1.5 寸。

温和灸三阴交

用艾条温和灸法灸治 10 分钟，以局部感觉温热舒适为度。对侧以同样的方法操作。

『穴位定位』

位于小腿内侧，当足内踝尖上 3 寸，胫骨内侧缘后方。

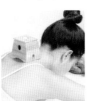

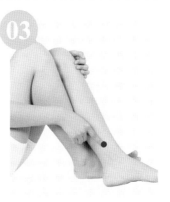

消除疲劳艾灸疗法扫扫看

强身健体

足三里是强身健体的第一保健穴，气海可补益气血，太阳镇心宁志。

【健康提示】

人一旦过了60岁就感觉身体不中用了，人体的免疫功能开始衰减，这时机体就会出现或多或少的问题。研究表明：刺激人体某些穴位可调和脏腑，使气血宣通畅达，有效预防和治疗各种疾病，以达到强身健体的效果。

艾灸疗法

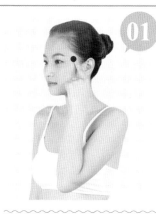

01 温和灸太阳

用艾条温和灸法灸治太阳穴5分钟，有温热感为度。对侧以同样的方法操作。

『穴位定位』

位于颞部，当眉梢与目外眦之间，向后约一横指的凹陷处。

艾盒灸气海 02

将燃着的艾灸盒放于气海穴上灸治10～15分钟，以皮肤出现红晕，有热感为度。

『穴位定位』

位于下腹部，前正中线上，当脐中下1.5寸。

03 温和灸足三里

用艾条温和灸法灸治足三里穴10分钟，以旋灸部位出现红晕为度。对侧以同样的方法操作。

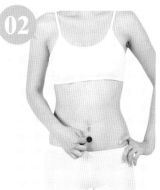

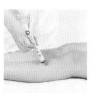

『穴位定位』

位于小腿前外侧，当犊鼻下3寸，距胫骨前缘一横指（中指）。

延年益寿

膻中活血通络，关元固本培元，肾俞补肾益腰，三穴合用增强脏腑功能。

【健康提示】

寿命长短与多种因素有关，良好的行为和生活方式对人的寿命的影响远比基因、遗传要大得多。研究表明：刺激人体某些穴位可舒经活络，利于气血的运行，促进人体的新陈代谢，增强脏腑功能，以达到延年益寿的效果。

艾灸疗法

温和灸膻中

用艾条温和灸法灸治膻中穴 10 分钟，以感到舒适无灼痛感、皮肤潮红为度。

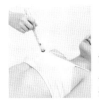

『穴位定位』

位于胸部，当前正中线上，平第四肋间，两乳头连线的中点。

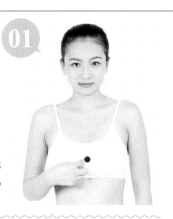

01

艾盒灸关元

将艾灸盒放于关元穴上灸治 10 ~ 15 分钟，有温热感为度。

02

『穴位定位』

位于下腹部，前正中线上，当脐中下 3 寸。

艾盒灸肾俞

将燃着的艾灸盒放于肾俞穴上，灸治 10 ~ 15 分钟，以出现明显的循经感传现象为佳。

03

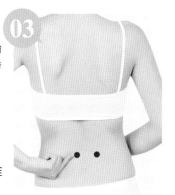

『穴位定位』

位于腰部，当第二腰椎棘突下，旁开 1.5 寸。

延年益寿艾灸疗法扫扫看

美容养颜

灸印堂、下关可改善面部皮肤微循环，灸三阴交可调肝脾肾，由内而外美肤消斑。

【健康提示】

爱美是女人的天性，好气色能为女人增添不少光彩。研究表明：刺激人体某些穴位可调节相应的脏腑，改善皮肤微循环，特别是对暗疮、色斑、黑眼圈者具有消斑、美肤的效果。

艾灸疗法

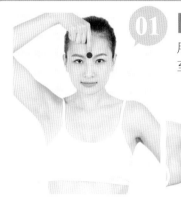

01 温和灸印堂

用艾条温和灸法灸治印堂穴 10 分钟，至皮肤产生红晕为度。

『穴位定位』

位于额部，两眉头正中。

回旋灸下关

用艾条回旋灸法灸治下关穴 10 ~ 15 分钟。对侧以同样的方法操作。

『穴位定位』

位于面部耳前方，当颧弓与下颌切迹所形成的凹陷中。

02

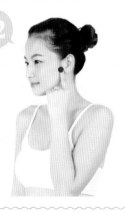

03 雀啄灸三阴交

用艾条雀啄灸法灸治 10 分钟。对侧以同样的方法操作。

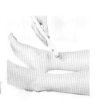

『穴位定位』

位于小腿内侧，当足内踝尖上 3 寸，胫骨内侧缘后方。

【健康提示】

　　现在社会上有很多良莠不齐的丰胸方法。那么，这些丰胸方法真的可靠吗？当然这其中也是有些误区的，例如吃木瓜能丰胸，挤乳沟能丰胸，事实上并非如此，操作不当或盲目跟进都有可能形成反面效果。

艾灸疗法

艾盒灸中脘

将燃着的艾灸盒放于中脘穴上灸治 15 分钟，以局部皮肤感觉温热舒适为度。

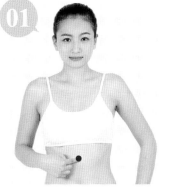

01

『穴位定位』

位于上腹部，前正中线上，当脐中上 4 寸。

02

温和灸乳根

用艾条温和灸法灸治 10 分钟，以局部感到温热舒适为度。对侧乳根穴以同样的方法操作。

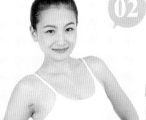

『穴位定位』

位于胸部，当乳头直下，乳房根部，当第 5 肋间隙，距前正中线 4 寸。

艾盒灸胃俞

找到双侧胃俞穴，将燃着的艾灸盒放于穴位上灸治 10 ~ 15 分钟。

03

『穴位定位』

位于背部，当第十二胸椎棘突下，旁开 1.5 寸。

艾灸保健
12

丰胸通乳

常灸中脘与胃俞可补益气血以助丰胸，乳根为局部取穴，常灸可疏通胸部经络。

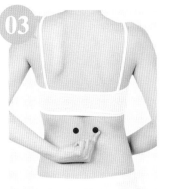

丰胸通乳
艾灸疗法扫扫看

瘦身降脂

天枢、大横、曲池三穴合用可通利肠腑，降浊消脂，以达到瘦身降脂的目的。

【健康提示】

物质生活的极大丰富和生活条件的极为优越，使得现代人身体里面的能量摄入与能量消耗，形成了严重的不平衡——"入"常常大于了"出"，这也是导致很多人发胖的根本原因。

艾灸疗法

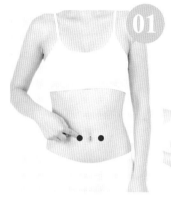
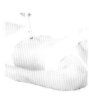

01 温和灸天枢

用艾灸温和灸法灸天枢穴 10 分钟，以局部皮肤潮红发热为度。

『穴位定位』

位于腹中部，距离脐中 2 寸。

艾盒灸大横 02

将燃着艾条的艾灸盒放于大横穴上，灸治 10 ~ 15 分钟，以局部感到温热舒适为度。

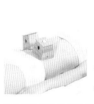
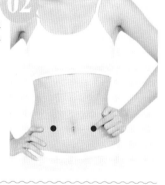

『穴位定位』

位于腹中部，距离脐中 4 寸。

03 温和灸曲池

用艾条温和灸法灸治曲池穴 10 分钟。对侧以同样的方法操作。

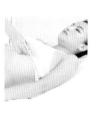

『穴位定位』

位于肘横纹外侧端，屈肘，当尺泽穴与肱骨外上髁连线中点。

排毒通便

中脘、上巨虚、大肠俞三穴合用，通调大肠腑气，润肠通便排毒。

【健康提示】

　　肠道是人体最大的排毒器官，肠道的状态决定人的健康状态。从生理学、解剖学以及细胞学的角度来看，大肠排毒占人体排毒的 85% 以上。因此，调理肠道，排出宿便是身体排毒的最佳方式。

艾灸疗法

艾盒灸中脘

将艾灸盒放于中脘穴上，灸 10 ~ 15 分钟，以局部感到温热舒适为度。

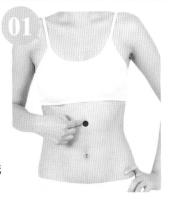

01

『穴位定位』

位于上腹部，前正中线上，当脐中上 4 寸。

温和灸上巨虚

02

找到一侧上巨虚穴，用艾条温和灸法灸治 10 分钟。对侧以同样的方法操作。

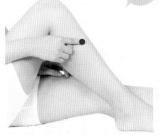

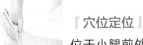

『穴位定位』

位于小腿前外侧，当犊鼻下 6 寸，距胫骨前缘一横指（中指）。

艾盒灸大肠俞

找到双侧大肠俞穴，将燃着的艾灸盒放于穴位上灸治 10 ~ 15 分钟。

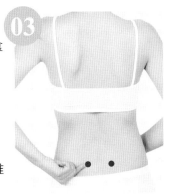

03

『穴位定位』

位于腰部，当第四腰椎棘突下，旁开 1.5 寸。

排毒通便·艾灸疗法扫看

小儿益智补脑

经常艾灸百会、四神聪可疏通头部经络气血，以刺激脑部发育。

【健康提示】

现代父母不仅关心宝宝的身体发育情况，也越来越注重宝宝的智力发育，希望有一个健康聪明的宝宝。父母平常除了给孩子提供智力和身体发育营养需求外，也可通过艾灸，刺激儿童的脑力发育，达到益智补脑的效果。

艾灸疗法

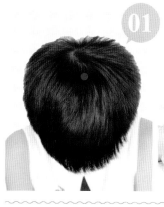

01 温和灸百会

用艾条温和灸法灸治百会穴 10 分钟。

『穴位定位』

位于头部，当前发际正中直上 5 寸，或两耳尖连线的中点处。

回旋灸四神聪

用艾条回旋灸法灸治四神聪穴 10 分钟，以局部感觉温热舒适为度。

『穴位定位』

位于头顶部，当百会前后左右各 1 寸，共四穴。

03 回旋灸内关

用艾条回旋灸法灸治内关穴 10 分钟。

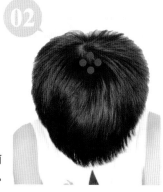

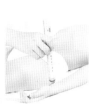

『穴位定位』

位于前臂掌侧，当曲泽与大陵的连线上，腕横纹上 2 寸，掌长肌腱与桡侧腕屈肌腱之间。

小儿强健骨骼

经常艾灸足三里、大椎、肾俞可促进小儿骨骼发育。

【健康提示】

每个家长都希望自己的孩子长得高大、身体健康。需知，除了要给孩子必要的营养补充外，还要陪同孩子一起进行锻炼。另外，一些按摩、艾灸手法也可以达到强健骨骼的目的，其操作简便易行，孩子更易接受。

艾灸疗法

温和灸大椎

用艾条温和灸法灸治大椎穴10分钟，至局部皮肤发热为宜。

01

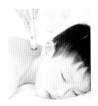

『穴位定位』

位于后正中线上，第七颈椎棘突下凹陷中。

02

温和灸足三里

用艾条温和灸法灸治足三里穴10分钟。对侧以同样的方法操作。

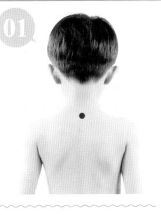

『穴位定位』

位于小腿前外侧，当犊鼻下3寸，距胫骨前缘一横指（中指）。

艾盒灸肾俞

03

点燃艾灸盒放于肾俞穴上灸治10分钟，至局部皮肤潮红发热为宜。

『穴位定位』

位于腰部，第二腰椎棘突下，旁开1.5寸。

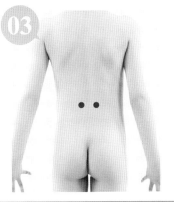

小儿强健骨骼艾灸疗法扫扫看

小儿消食化积

经常艾灸中脘、足三里、气海可健脾和胃，促消化。

【健康提示】

小儿饮食不节而脾胃功能又较弱，往往会使消化系统负荷太重，多吃几口或吃了不易消化的东西，就容易产生积食。积食不化，容易造成腹胀、食欲不振甚至疳积等病症。

艾灸疗法

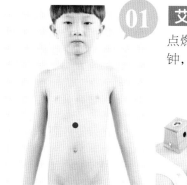

01 艾盒灸中脘

点燃艾灸盒放于中脘穴上灸治 10 分钟，以局部感觉温热舒适为度。

『穴位定位』

位于上腹部，前正中线上，当脐中上 4 寸。

艾盒灸气海 02

点燃艾盒放于气海穴上灸治 10 ~ 15 分钟，以局部感觉温热舒适为度。

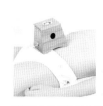

『穴位定位』

位于下腹部，前正中线上，当脐中下 1.5 寸。

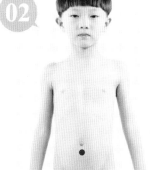

03 温和灸足三里

用艾条温和灸法灸治足三里穴 10 分钟。对侧以同样的方法操作。

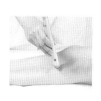

『穴位定位』

位于小腿前外侧，当犊鼻下 3 寸，距胫骨前缘一横指（中指）。

小儿消食化积
艾灸疗法扫扫看

【健康提示】

　　小儿免疫力较弱，容易感染病菌，患上一些急慢性疾病。为了促进小儿机体发育，增强免疫功能，父母除了给孩子补充营养，陪孩子锻炼身体外，还可以运用艾灸疗法来增强孩子免疫力，以达到强健身体的目的。

艾灸疗法

温和灸足三里

用艾条温和灸法灸治足三里穴10分钟。对侧以同样的方法操作。

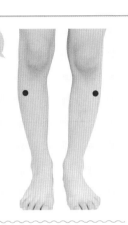

『穴位定位』

位于小腿前外侧，当犊鼻下3寸，距胫骨前缘一横指（中指）。

02 温和灸涌泉

用艾条温和灸法灸治涌泉穴10分钟。对侧以同样的方法操作。

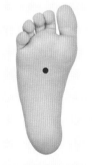

『穴位定位』

位于足底部，约当足底二、三趾趾缝纹头端与足跟连线的前1/3与后2/3交点上。

艾盒灸肾俞

点燃艾灸盒放于肾俞穴上灸治5～10分钟，以局部感觉温热舒适为度。

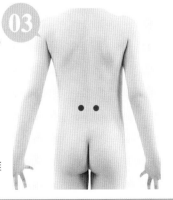

『穴位定位』

位于腰部，当第二腰椎棘突下，旁开1.5寸。

小儿强身健体

经常艾灸足三里、涌泉、肾俞等穴位可增强孩子的免疫力。

小儿强身健体
艾灸疗法扫扫看

小儿调理肠道

经常艾灸神阙、中脘、足三里 可助消化、清肠道。

【健康提示】

很多小孩不爱吃蔬菜，喜欢吃高脂肪、高胆固醇的食品，这些食物很容易引起小儿便秘。除了嘱咐患儿要逐渐增加膳食纤维摄入量、多饮水、进行排便训练、加大活动量之外，家长还可以运用艾灸疗法为小孩调理肠道。

艾灸疗法

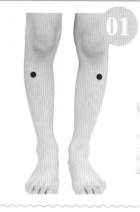

01 温和灸足三里

用艾条温和灸法灸治足三里穴 10 分钟。对侧以同样的方法操作。

『穴位定位』

位于小腿前外侧，当犊鼻下 3 寸，距胫骨前缘一横指（中指）。

艾盒灸神阙 02

将燃着的艾灸盒放于神阙穴上灸治 10 分钟，以穴位上皮肤潮红为度。

『穴位定位』

位于腹中部，脐中央。

03 艾盒灸中脘

点燃艾灸盒放于中脘穴上灸治 10 分钟，以局部感觉温热舒适为度。

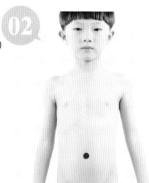

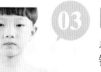

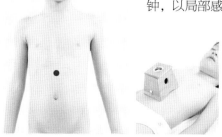

『穴位定位』

位于上腹部，前正中线上，当脐中上 4 寸。

小儿调理肠道
艾灸疗法扫扫看

中医认为，人体是个有机的整体，经络沟通了脏腑与体表，将人体脏腑组织器官联系起来，并运行气血、调和阴阳，使人体各部的功能保持协调与相对平衡。灸法就是在中医阴阳五行、脏腑经络理论的指导下，运用辩证施治的原则，将艾火的温和热力以及药物的作用，通过经络的传导作用，发挥温经散寒、活血通络、消瘀散结等功效，以达到防治疾病的目的。

PART 3
常见病，
灸出健康好气色

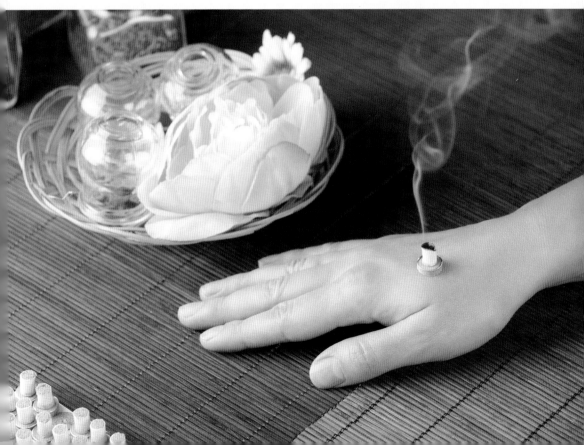

艾灸
祛病
01

感冒

症状

发热、全身酸楚等。

头痛、鼻塞、流涕、咳嗽、恶寒

【病症简介】

感冒，是一种由病毒或细菌引起的急性上呼吸道感染疾病，中医称为"伤风"。本病春冬季节多发，体质较弱者易感。一般病情较轻，病程较短，可自行痊愈，严重者会引起一些并发症，如肺炎、心肌炎、急性肾炎等。

艾灸疗法

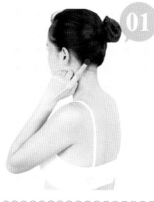

01 温和灸风池

用艾条温和灸法灸风池穴5～10分钟，以局部感觉温热舒适为宜。

『穴位定位』

位于项部，当枕骨之下，与风府相平，胸锁乳突肌与斜方肌上端之间的凹陷处。

回旋灸风府

用艾条回旋灸法灸风府穴5～10分钟，以局部感觉温热舒适为宜。

02

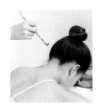

『穴位定位』

位于项部，当后发际正中直上1寸，枕外隆凸直下，两侧斜方肌之间凹陷中。

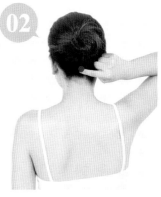

03 温和灸合谷

用艾条温和灸合谷穴5～10分钟，以局部感觉温热舒适为宜。

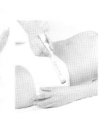

『穴位定位』

位于手背，第一、二掌骨间，当第二掌骨桡侧的中点处。

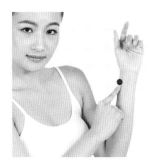
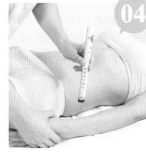

04 温和灸列缺

用艾条温和灸法灸治列缺穴 5 ~ 10 分钟。

『穴位定位』

位于前臂桡侧缘，桡骨茎突上方，腕横纹上 1.5 寸，当肱桡肌与拇长展肌腱之间。

【专家解析】

　　风池可解表祛风，醒脑止头痛；风府可疏风祛邪解表；合谷祛风解表，清热解暑；列缺宣肺止咳。如此搭配，可加强祛风解表之功，加速身体发汗。

注意：咽喉肿痛，流黄涕，发热重，恶寒轻的风热感冒患者不宜艾灸。

随证加穴艾灸

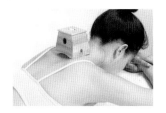
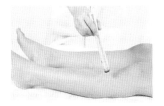
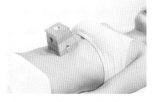

①风寒感冒 + 风门

典型特征： 发热轻而恶寒重，无汗，全身酸痛，流清涕。

艾灸： 点燃艾灸盒放于风门穴上灸 10 ~ 15 分钟。

②体虚感冒 + 足三里

典型特征： 患者平时体虚气弱，神疲乏力，易反复感冒。

艾灸： 用艾条温和灸法灸足三里穴 5 ~ 10 分钟。

③暑湿感冒 + 中脘

典型特征： 多发于夏季，头闷痛，四肢沉重倦怠，胸闷，便稀腹泻。

艾灸： 点燃艾灸盒放于中脘穴上灸 10 ~ 15 分钟。

✚ 老中医经验方

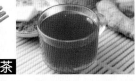

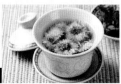

姜葱红糖茶

- 取生姜、葱白各 50 克，红糖 30 克，煎水，趁热饮用。
- 此方可解表发汗，治疗风寒感冒。

桑菊薄荷饮

- 取桑叶、菊花各 8 克，薄荷 5 克，泡茶饮用。
- 此方清热解表利咽，治疗风热感冒。

咳嗽

（症状）

痰多色白或痰色黄稠、量少，喉间有痰声，易咳出，喉痒欲咳等。

【病症简介】

咳嗽是呼吸系统疾病的主要症状，中医认为咳嗽是因外感六淫，影响于肺所致的有声有痰之症。咳嗽的原因有上呼吸道感染、支气管炎、肺炎、喉炎等。在治疗的同时，通过刺激穴位也可以缓解或治疗咳嗽。

艾灸疗法

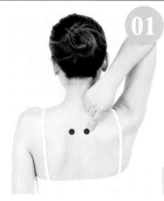

01 艾盒灸肺俞

点燃艾灸盒放于肺俞穴上灸 10 分钟，以局部皮肤潮红发热为度。

『穴位定位』

位于背部，当第三胸椎棘突下，旁开 1.5 寸。

温和灸列缺 02

取一侧列缺穴，用艾条温和灸法灸治 10 ～ 15 分钟，以局部皮肤潮红发热为宜。对侧以同样的方法操作。

『穴位定位』

位于前臂桡侧缘，桡骨茎突上方，腕横纹上 1.5 寸，当肱桡肌与拇长展肌腱之间。

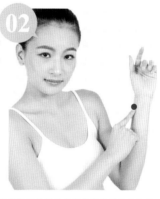

03 温和灸天突

将艾条一端点燃，找到天突穴，用艾条温和灸法灸治 10 ～ 15 分钟。

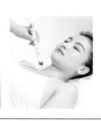

『穴位定位』

位于颈部，当前正中线上，胸骨上窝中央（胸骨柄上窝凹陷处）。

咳嗽
艾灸疗法扫扫看

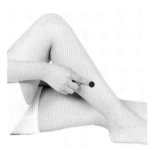
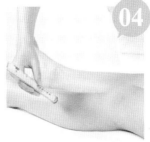

04 温和灸丰隆

用艾条温和灸法灸治丰隆穴 10 分钟，以皮肤潮红为度。对侧以同样的方法操作。

『穴位定位』

位于小腿前外侧，当外踝尖上 8 寸，条口外，距胫骨前缘二横指（中指）。

【专家解析】

咳嗽病位在肺，取肺俞可调理肺脏气机，宣肺化痰；艾灸列缺可宣通肺气，疏风解表；灸天突可止咳平喘；灸丰隆则可化痰止咳。诸穴合用可驱邪化痰，宣肺止咳。

注意：咳吐黄痰，口干咽痛，目赤，口苦，头痛身热，便秘尿赤的热证咳嗽不宜艾灸。

随证加穴艾灸

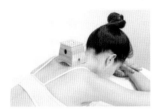

①风寒束肺型 + 风门

典型特征： 咳嗽白痰，鼻寒流涕，恶寒发热，头痛，全身酸楚。

艾灸： 点燃艾灸盒放于风门穴上灸 10 ~ 15 分钟。

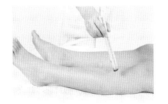

②痰湿阻肺型 + 足三里

典型特征： 咳嗽痰多，色白，呈光沫状，易于咯出，咳声重浊，胸部满闷或喘促气短，纳呆腹胀。

艾灸： 用艾条温和灸法灸治 10 ~ 15 分钟。

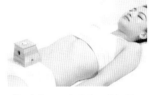

③脾肾阳虚型 + 关元

典型特征： 咳嗽气喘，动则尤甚，痰液清稀，面色淡白，形寒肢冷，或肢体浮肿。

艾灸： 点燃艾灸盒放于关元穴上，灸治 15 ~ 20 分钟。

✚ 老中医经验方

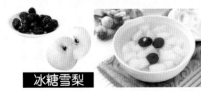

冰糖雪梨

- 取雪梨 1 个，红枣 3 颗，冰糖 30 克，雪梨切块加红枣煮 20 分钟后，加冰糖。
- 此方可清肺润喉止咳，治疗咳嗽。

白萝卜汁

- 取白萝卜 1 个，用榨汁机榨取萝卜汁，可加入蜂蜜或冰糖增加口感。
- 此方可清热凉血，润肺止咳。

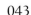

支气管炎

症状 长期咳嗽、咳痰、喘息以及反复呼吸道感染。

【病症简介】

支气管炎是指气管、支气管黏膜及其周围组织慢性非特异性炎症。部分患者起病前有急性上呼吸道感染，如急性咽喉炎。当合并呼吸道感染时，细支气管黏膜充血水肿、痰液阻塞及支气管管腔狭窄，可产生气喘的症状。

艾灸疗法

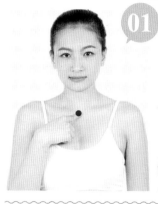

01 悬灸天突

用艾条悬灸法灸治天突穴 10 分钟，以局部皮肤潮红发热为度。

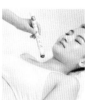

『穴位定位』

位于颈部，当前正中线上，胸骨上窝中央（胸骨柄上窝凹陷处）。

悬灸膻中

用艾条悬灸法灸治膻中穴 10 分钟，以局部皮肤潮红发热为度。

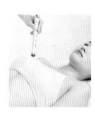

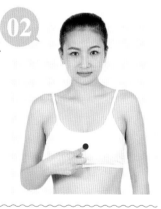

02

『穴位定位』

位于胸部，当前正中线上，平第四肋间，两乳头连线的中点。

03 艾盒灸定喘

将燃着的艾灸盒放于定喘穴上，灸治 10 ~ 15 分钟，至局部皮肤潮红为止。

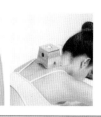

『穴位定位』

位于背部，第七颈椎棘突下，旁开 0.5 寸。

支气管炎
艾灸疗法扫扫看

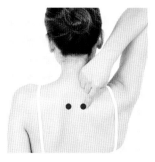
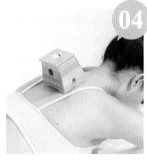

04 艾盒灸肺俞

将燃着的艾灸盒放于肺俞穴上，灸治 10 ~ 15 分钟，至局部皮肤潮红为止。

『穴位定位』

位于背部，当第三胸椎棘突下，旁开 1.5 寸。

【专家解析】

　　天突为理气平喘要穴；膻中可宽胸理气平喘；定喘是止咳平喘经验效穴；肺俞能调补肺气，止咳平喘。四穴使用艾灸疗法，可宣肺止咳平喘。

注意：口干咽痛，痰色黄、质黏稠，鼻流黄涕，尿赤便秘等热证支气管炎不宜艾灸。

随证加穴艾灸

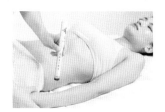

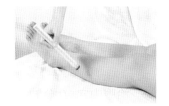

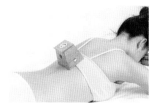

①风寒袭肺型 + 列缺

典型特征： 咳嗽，痰色白、质稀薄，咽痒，可伴鼻塞流涕，发热，头痛，畏寒等外感寒邪症状。

艾灸： 用艾条温和灸法灸治列缺穴 10 ~ 15 分钟。

②痰湿蕴肺型 + 丰隆

典型特征： 咳嗽反复发作，痰多色白，咯痰黏稠，胸闷胀满，食少腹胀。

艾灸： 用艾条雀啄灸法灸丰隆穴 5 ~ 10 分钟。

③脾肾阳虚型 + 脾俞

典型特征： 咳嗽而喘，咯痰稀薄，胸闷气短，甚则喉中痰鸣，动则心悸，畏寒肢冷足肿，腰膝酸软。

艾灸： 将艾灸盒放于脾俞穴上，灸治 15 ~ 20 分钟。

✚ 老中医经验方

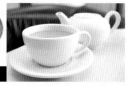

杏仁茶

- 取南杏仁 15 克，北杏仁 7 克。用豆浆机榨汁后，加水煮 2 分钟即可。

- 此方镇咳化痰，主治咳嗽、支气管炎。

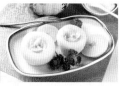

百合蒸雪梨

- 取雪梨 2 个，鲜百合 30 克。将雪梨制成梨盅，填入百合，蒸 15 分钟。

- 此方可润肺止咳，利咽生津。

艾灸祛病
04

肺炎

（症状）

寒战、高热、咳嗽，深呼吸和咳嗽时，有少量痰或大量的痰等。

【病症简介】

肺炎是指终末气道、肺泡和肺间质等组织病变所发生的炎症。部分患者可伴胸痛或呼吸困难，病情严重者可并发肺水肿、败血症、感染性休克、支气管扩张等疾病。本病起病急，自然病程是 7 ~ 10 天。

艾灸疗法

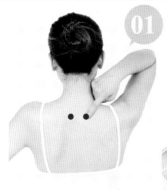
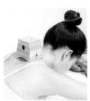

01 **艾盒灸风门**

点燃艾灸盒放于背部双侧风门穴上，灸治 15 分钟，以局部皮肤潮红发热为度。

『穴位定位』

位于背部，第二胸椎棘突下，旁开 1.5 寸。

艾盒灸肺俞 02

点燃艾灸盒放于背部双侧肺俞穴上，灸治 15 ~ 20 分钟，以局部皮肤潮红发热为度。

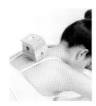

『穴位定位』

位于背部，当第三胸椎棘突下，旁开 1.5 寸。

03 **温和灸中府**

用艾条温和灸法灸治中府穴 10 分钟，以局部皮肤潮红发热为度。对侧以同样的方法操作。

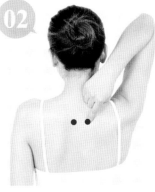
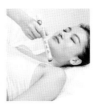

『穴位定位』

位于胸前壁的外上方，云门下 1 寸，平第一肋间隙，距前正中线 6 寸。

【病症简介】

空调病又称"空调综合征"，指长时间在空调环境下工作学习的人，因空气不流通，环境不佳，出现鼻塞、头昏、打喷嚏、记忆力减退等症状。老人、儿童的身体抵抗力低下，空调冷气最容易攻破他们的呼吸道防线。

艾灸疗法

温和灸梁丘

用艾条温和灸法灸治梁丘穴 10 分钟，以局部皮肤潮红发热为宜。

『穴位定位』

屈膝，位于大腿前面，髂前上棘与髌底外侧端的连线上，髌底上 2 寸。

温和灸阳陵泉

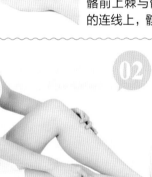

用艾条温和灸法灸治阳陵泉穴 10 分钟，以局部皮肤潮红发热为宜。

『穴位定位』

位于小腿外侧，当腓骨头前下方凹陷处。

温和灸足三里

用艾条温和灸法灸治足三里穴 10 ~ 15 分钟，以局部皮肤潮红发热为宜。

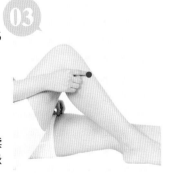

『穴位定位』

位于小腿前外侧，当犊鼻下 3 寸，距胫骨前缘一横指（中指）。

空调病
艾灸疗法扫扫看

047

鼻炎

症状

以鼻塞、流涕、喷嚏为主要症状。

【病症简介】

鼻炎是五官科最常见的疾病之一，一般可分为急性鼻炎及过敏性鼻炎等。急性鼻炎俗称"伤风"、"感冒"，多为急性呼吸道感染的一个并发症。

艾灸疗法

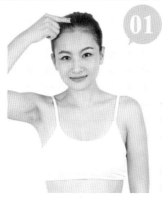

01 温和灸上星

用艾条温和灸法灸上星穴 10 分钟，以局部感觉温热舒适为度。

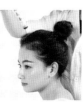

『穴位定位』

位于头部，当前发际正中直上 1 寸。

温和灸风池

用艾条温和灸法灸风池穴 10 分钟，以局部感觉温热舒适为度。

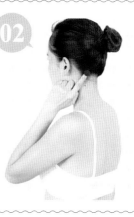

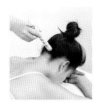

『穴位定位』

位于项部，当枕骨之下，与风府相平，胸锁乳突肌与斜方肌上端之间的凹陷处。

03 回旋灸迎香

用艾条回旋灸法灸治迎香穴 10 分钟，以局部有热感为宜。

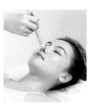

『穴位定位』

位于鼻翼外缘中点旁，当鼻唇沟中。

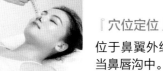

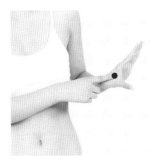
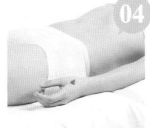

04 艾炷灸合谷

涂抹凡士林，点燃艾炷置于穴位上，若感觉皮肤灼痛则再换1炷，继续灸治。每次施灸 5 ~ 7 壮。

『穴位定位』

位于手背，第一、二掌骨间，当第二掌骨桡侧的中点处。

【专家解析】

上星可熄风宣肺，宁神通鼻；风池疏风散寒；迎香位于鼻旁，通利鼻窍，治疗鼻病；合谷善治头面诸疾。此四穴使用艾灸疗法，疏风宣肺，通利鼻窍，治疗鼻炎。

注意：鼻塞而干，或鼻痒气热，涕少黄稠，发热，口渴喜饮等症状的外感风热型不宜艾灸。

随证加穴艾灸

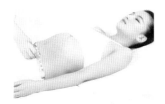
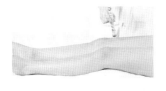
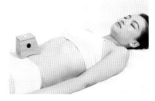

①外感风寒型 + 列缺

典型特征： 鼻塞较重，喷嚏频作，涕多而清稀，鼻音重浊，伴头痛身痛，无汗恶寒。

艾灸： 用艾条温和灸法灸治列缺穴 10 ~ 15 分钟。

②气带血瘀型 + 血海

典型特征： 持续性鼻塞，涕多而黏，色白或黄稠，嗅觉不敏，声音不畅，舌质红或有瘀点。

艾灸： 用艾条回旋灸法灸血海穴 10 ~ 15 分钟。

③气虚邪滞型 + 气海

典型特征： 鼻炎时轻时重或昼轻夜重，遇寒加重，头晕头重，伴有气短声低或腰膝酸软。

艾灸： 点燃艾灸盒灸治气海穴 10 ~ 15 分钟。

✚ 老中医经验方

菊花白芷茶

- 取菊花、白芷各 5 克，泡茶饮用。
- 此方可辛凉解表，治疗外感风热型鼻炎。

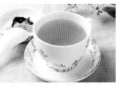

黄芪荆芥茶

- 取黄芪 30 克，荆芥 10 克，泡水饮用。
- 此方可补益肺气、散寒防感，治疗气虚鼻炎、感冒、咳嗽等症。

鼻出血

症状

少量出血时仅鼻涕中带血，大量出血时可由两侧鼻孔同时涌出。

【病症简介】

鼻出血是常见的临床症状之一，鼻腔黏膜中的微细血管分布很密，敏感且脆弱，容易破裂而致出血。鼻出血可由鼻腔本身疾病引起，也可能是全身性疾病所诱发。鼻出血的患者平常要做好保护措施，避免出血证的发生。

艾灸疗法

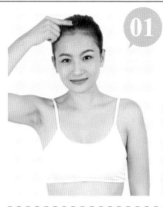

01 悬灸上星

用艾条悬灸法灸治上星穴 10 分钟，以局部感觉温热舒适为度。

『穴位定位』

位于头部，当前发际正中直上 1 寸。

悬灸迎香

用悬灸法灸治迎香穴 5 分钟。对侧迎香穴以同样的方法操作。

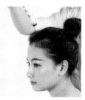

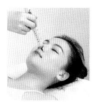

『穴位定位』

位于鼻翼外缘中点旁，当鼻唇沟中。

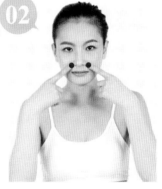

03 温和灸合谷

找到一侧合谷穴，用艾条温和灸法灸治 10 分钟。对侧以同样的方法操作。

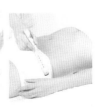

『穴位定位』

位于手背，第一、二掌骨间，当第二掌骨桡侧的中点处。

鼻出血
艾灸疗法扫扫看

【病症简介】

扁桃体是人体呼吸道的第一道免疫器官，但它的免疫能力只能达到一定的效果，当吸入的病原微生物数量较多或毒力较强时，就会引发疾病。若治疗不及时会转为慢性扁桃体炎，严重者可引起肾炎等并发症。

艾灸疗法

雀啄灸合谷

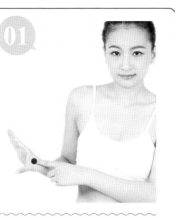

01

用艾条雀啄灸法灸合谷穴 10 分钟，以局部皮肤潮红发热为宜。

『穴位定位』

位于双手手背第一、二掌骨间，当第二掌骨桡侧的中点处。

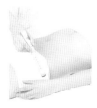

温和灸列缺

02

用艾条温和灸法灸列缺穴 10 分钟，以局部皮肤潮红发热为宜。

『穴位定位』

位于前臂桡侧缘，桡骨茎突上方，腕横纹上 1.5 寸，当肱桡肌与拇长展肌腱之间。

雀啄灸内庭

03

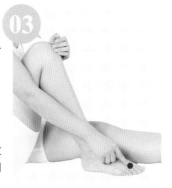

用艾条雀啄灸法灸内庭穴 10 分钟，以局部皮肤潮红发热为宜。

『穴位定位』

位于足背，当二、三趾间，趾蹼缘后方赤白肉际处。

扁桃体炎

症状

扁桃体红肿、疼痛、化脓、高热畏寒，伴有头痛，咽痛，发热等。

哮喘

（症状）

突感胸闷、呼吸困难、喉中哮鸣、呼气延长、不得平卧、烦躁、汗出，甚则紫绀等。

【病症简介】

哮喘是指喘息、气促、咳嗽、胸闷等症状突然发生，或原有症状急剧加重，常有呼吸困难，以呼气量降低为其发病特征，这些症状经常在患者接触烟雾、油漆、灰尘、花粉等刺激性气体或变应原之后发作。

艾灸疗法

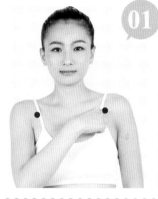

01 温和灸中府

用艾条温和灸法灸治 10 ~ 15 分钟，以局部感觉温热舒适为度。对侧以同样的方法操作。

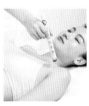

『穴位定位』

位于胸前壁的外上方，云门下 1 寸，平第一肋间隙，距前正中线 6 寸。

温和灸膻中

用艾条温和灸法灸治膻中穴 10 分钟，以局部皮肤潮红发热为度。

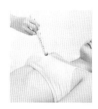

『穴位定位』

位于胸部，当前正中线上，平第四肋间，两乳头连线的中点。

02

03 艾盒灸定喘

将燃着的艾灸盒放于定喘穴上，灸治 10 分钟，至局部皮肤潮红为止。

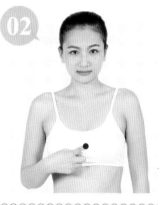

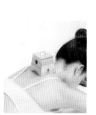

『穴位定位』

位于背部，第七颈椎棘突下，旁开 0.5 寸。

哮喘
艾灸疗法扫扫看

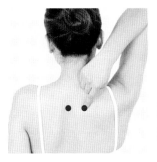
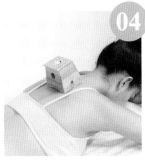

04 艾盒灸肺俞

将燃着的艾灸盒放于肺俞穴上，灸治 10 ~ 15 分钟，至局部皮肤潮红为度。

『穴位定位』

位于背部，第三胸椎棘突下，旁开 1.5 寸。

【专家解析】

按俞募配穴法，取肺俞、中府调理肺脏机能，止哮平喘；膻中可宽胸理气，舒展气机；定喘为止哮平喘之经验效穴。此四穴配合艾灸，可收理气止哮平喘之功。

注意：喘急胸闷，痰黄质稠，咯吐不爽，发热口渴的痰热壅肺型哮喘不宜艾灸。

随证加穴艾灸

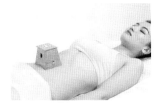

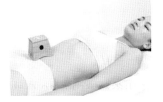

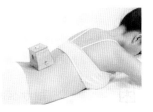

①寒饮伏肺型 + 神阙

典型特征：遇寒触发，胸闷胀满，喉中痰鸣，咯痰稀白，初起多兼恶寒发热，鼻流清涕。

艾灸：将艾灸盒放于神阙穴上灸治 15 ~ 20 分钟。

②肺脾气虚型 + 气海

典型特征：咳喘气短，动则加剧，咳声低怯，痰液清稀，畏风自汗，神疲倦怠，食少便溏。

艾灸：将艾灸盒放于气海穴上灸治 15 ~ 20 分钟。

③心肾阳虚型 + 命门

典型特征：喘促气短，畏寒肢冷，尿少浮肿，甚则喘急烦燥，心悸神昏，舌有瘀点、瘀斑。

艾灸：将艾灸盒放于命门穴上灸治 15 ~ 20 分钟。

✚ 老中医经验方

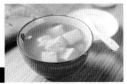

杏仁麻黄豆腐

- 豆腐 300 克，杏仁、麻黄各 10 克。加水煮，豆腐熟后，捞出麻黄，加盐。
- 此方辛凉清肺平喘，主治热证哮喘。

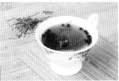

射干麻黄汤

- 射干 9 克，麻黄 8 克，大枣 20 克，细辛 7 克，紫苑 5 克。煮汤饮用。
- 此方温肺化痰平喘，治疗寒型哮喘。

肺结核

症状

午后低热、咳嗽、咳痰、胸痛、咯血、消瘦、盗汗、胸闷、呼吸困难等。

肺结核
艾灸疗法扫扫看

【病症简介】

结核病是由结核分枝杆菌引起的肺部慢性感染性疾病，以肺部结核感染最为常见。女性患者有月经失调症状。排菌者为其重要的传染源。在临床上本病多呈慢性过程，是全国十大死亡病因之一。

艾灸疗法

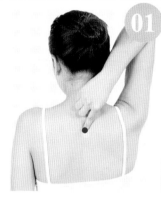

01 艾盒灸身柱

将燃着的艾灸盒放于身柱穴上，灸治 10 分钟，至局部皮肤潮红为止。

『穴位定位』

位于背部，当后正中线上，第三胸椎棘突下凹陷中。

艾盒灸肺俞 02

将燃着的艾灸盒放于肺俞穴上，灸治 10 分钟，至局部皮肤潮红为止。

『穴位定位』

位于背部，当第三胸椎棘突下，旁开 1.5 寸。

03 艾盒灸肾俞

将燃着的艾灸盒放于肾俞穴上，灸治 10 分钟，至局部皮肤潮红为止。

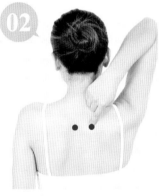

『穴位定位』

位于腰部，第二腰椎棘突下，旁开 1.5 寸。

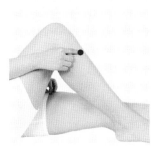
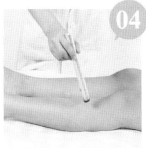

04 温和灸足三里

用艾条温和灸法灸治10分钟。对侧以同样的方法操作。

『穴位定位』

位于小腿前外侧，当犊鼻下3寸，距胫骨前缘一横指（中指）。

【专家解析】

病位主要在肺脏，取肺俞直达巢穴以撼其根；身柱可清宣肺气，宁神镇咳；肾俞可滋肾益肺；足三里可补气健脾。四穴合用，配合艾灸疗法，收扶正固本，驱邪治痨之功。

注意：症状为干咳少痰，午后手足心热，咽干舌燥，盗汗等肺阴亏虚型，应少用艾灸疗法。

随证加穴艾灸

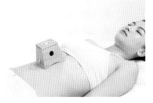
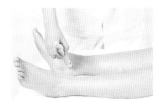
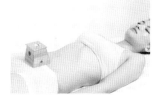

①肺脾气虚型 + 中脘

典型特征： 咳嗽痰多，痰液清稀或夹少量血丝，午后低热，食少，便溏腹胀，面色苍白。

艾灸： 将艾灸盒放于中脘穴上灸治15 ~ 20分钟。

②肺肾亏虚型 + 太溪

典型特征： 痰少质黏，咯吐鲜血，午后潮热，盗汗，颧红，心烦口渴，失眠。

艾灸： 用艾条温和灸法灸治太溪穴10 ~ 15分钟。

③阴阳俱虚型 + 关元

典型特征： 喘息气促，痰呈泡沫状或带血，自汗畏寒，声音嘶哑，便溏泄泻。

艾灸： 将艾灸盒放于腹部关元穴上灸治15 ~ 20分钟。

✚ 老中医经验方

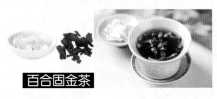
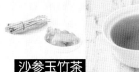
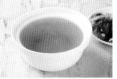

百合固金茶

- 百合、熟地黄、麦冬各6克，当归5克，泡水当茶饮。
- 此方润肺化痰，主治哮喘、支气管炎。

沙参玉竹茶

- 沙参、玉竹、百合各15克，菊花8克，煮茶饮用。
- 此方滋阴润肺，治疗肺阴虚型肺结核。

头痛

症状

头部疼痛，伴有血管搏动感、紧箍感，以及发热、恶心、呕吐、头晕、肢体困重等。

头痛
艾灸疗法扫扫看

【病症简介】

头痛是临床常见的病症。痛感有轻有重，疼痛时间有长有短，形式也多种多样。疼痛性质多为胀痛、闷痛、撕裂样痛、针刺样痛。头痛的发病原因繁多，如神经痛、颅内病变、脑血管疾病等均可导致头痛。

艾灸疗法

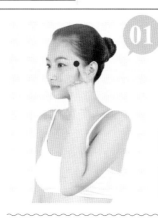

01 温和灸太阳

用艾条温和灸法灸太阳穴，时间为 10 分钟，以局部感觉温热舒适为度。

『穴位定位』

位于颞部，当眉梢与目外眦之间，向后约一横指的凹陷处。

回旋灸率谷

用艾条回旋灸法灸治率谷穴 10 分钟，以局部皮肤潮红发热为宜。

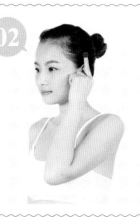

02

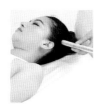

『穴位定位』

位于头部，当耳尖直上入发际 1.5 寸，角孙直上方。

03 温和灸风池

用艾条温和灸法灸治风池穴 10 分钟，以局部皮肤潮红发热为宜。

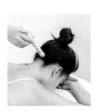

『穴位定位』

位于项部，当枕骨之下，与风府相平，胸锁乳突肌与斜方肌上端之间的凹陷处。

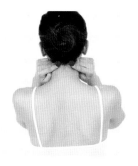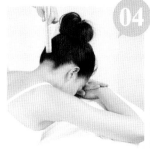

04 悬灸天柱

用艾条悬灸法灸天柱穴 10 分钟，以感觉温热舒适为宜。

『穴位定位』

位于项部，大筋（斜方肌）外缘之后发际凹陷中，约当后发际正中旁开 1.3 寸。

【专家解析】

病位在头部，按局部取穴理论，取太阳、率谷、风池、天柱，疏通头部经络气血，以活血止痛。

注意：头胀痛，心烦易怒，面红目赤，口苦胁痛，失眠多梦的肝阳上亢型不宜艾灸。

随证加穴艾灸

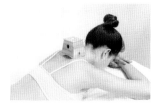 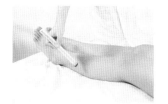 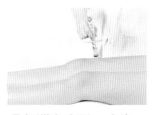

①风寒头痛型 + 风门

典型特征： 全头痛，痛势较剧烈，痛连项背，恶风寒，口淡不渴。

艾灸： 将点燃的艾灸盒放在风门穴上，灸治 10 ~ 15 分钟。

②痰浊上扰型 + 丰隆

典型特征： 头痛昏蒙重坠，胸脘胀闷不欲食，呕恶，眩晕，倦怠无力。

艾灸： 用艾条温和灸法灸治丰隆穴 10 ~ 15 分钟。

③气滞血瘀型 + 血海

典型特征： 头痛剧烈，或刺痛，经久不愈，痛处固定不移，头部有外伤史，或长期头痛史。

艾灸： 用艾条温和灸法灸治血海穴 10 ~ 15 分钟。

✚ 老中医经验方

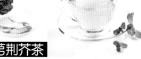

川芎荆芥茶

- 川芎、荆芥各 120 克，白芷 60 克，细辛 30 克，防风 45 克，以清茶调服。
- 此方疏风散寒止痛，主治风寒头痛。

归尾川芎酒

- 当归尾、川芎各 200 克，红花 100 克，低度白酒 1000 毫升，泡制 7 天。
- 可行气活血化瘀，治气滞血瘀型头痛。

心律失常

患者自觉心跳快而强，伴有胸痛、胸闷、喘息、头晕或失眠等。

【病症简介】

心律失常即心悸，患者自觉心跳快而强。引起心律失常的生理性因素有：运动、情绪激动、饮酒、冷热刺激等，去除诱因后可自行缓解。如冠心病、高血压、心肌炎等均可引起心律失常，因此要积极治疗原发病。

艾灸疗法

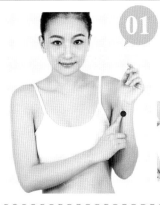

01 悬灸内关

用艾条悬灸法灸治 10 分钟。对侧以同样的方法操作。

『穴位定位』

位于前臂掌侧，当曲泽与大陵的连线上，腕横纹上 2 寸，掌长肌腱与桡侧腕屈肌腱之间。

悬灸膻中 02

用艾条悬灸法灸治膻中穴 10 分钟，以局部感觉温热舒适为度。

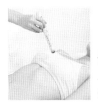

『穴位定位』

位于胸部，当前正中线上，平第四肋间，两乳头连线的中点。

03 温和灸通里

用艾条温和灸法灸治通里穴 10 分钟。对侧以同样的方法操作。

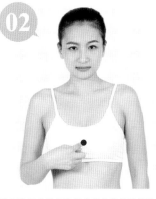

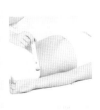

『穴位定位』

位于前臂掌侧，当尺侧腕屈肌腱的桡侧缘，腕横纹上 1 寸。

心律失常
艾灸疗法扫扫看

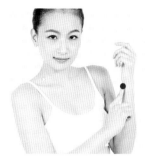
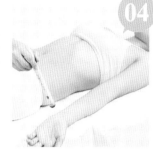

04 温和灸神门

用艾条温和灸法灸治神门穴 10 分钟。对侧以同样的方法操作。

『穴位定位』

位于腕部，腕掌侧横纹尺侧端，尺侧腕屈肌腱的桡侧凹陷处。

【专家解析】

内关为心包经之络穴，通里为心经之络穴，两穴功在宁心通络，安神定悸；神门为心经原穴，可宁心安神以定惊悸；膻中可宽胸理气，宁神定悸。

注意：心悸不宁，五心烦热，头晕目眩，口干舌红，面颊烘热的阴虚火旺型应少用灸法。

随证加穴艾灸

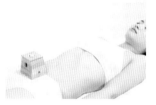
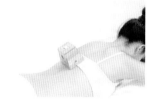
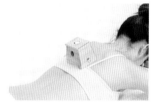

①心阳不振型 + 关元

典型特征： 心悸，头晕，面色苍白，胸闷气短，畏寒肢冷。

艾灸： 将燃着的艾灸盒放于腹部关元穴上，灸治 10 ~ 15 分钟。

②心虚胆怯型 + 胆俞

典型特征： 心悸常因惊恐而发，气短自汗，神倦乏力，少寐多梦。

艾灸： 将艾灸盒放于胆俞穴上，灸治 10 ~ 15 分钟。

③心血瘀阻型 + 膈俞

典型特征： 心悸，胸闷，心痛阵发，或面唇紫暗，舌有紫气或见瘀斑。

艾灸： 将艾灸盒放于膈俞穴上，灸治 10 ~ 15 分钟。

✚ 老中医经验方

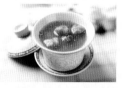

龙眼酸枣仁茶

- 酸枣仁粉 10 克，龙眼肉 15 克，芡实米 12 克，煮汤饮用。
- 此方养血安神，主治失眠、心悸、健忘。

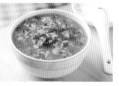

桃仁红花粥

- 桃仁 10 克，红花 6 克，粳米 50 克，煮成稀粥，调味即可。
- 此方主治心血瘀阻型心悸。

呕吐

头晕，流涎等。

恶心，干呕，上腹部特殊不适感，常伴有

【病症简介】

呕吐是常见病症，既可单独为患，亦可见于多种疾病，是机体的一种防御反射动作。其可分为三个阶段，即恶心、干呕和呕吐。常见诱因，如饮食不节，情志不遂，寒暖失宜等因素，皆可诱发呕吐，或使呕吐加重。

艾灸疗法

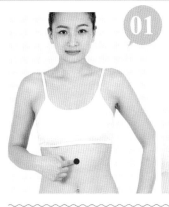

01 艾盒灸中脘

将燃着的艾灸盒放于中脘穴上灸 15 分钟，以局部皮肤潮红发热为度。

『穴位定位』

位于上腹部，前正中线上，当脐中上 4 寸。

艾盒灸神阙

将燃着的艾灸盒放于肚脐神阙穴处，灸 15 分钟，以局部感觉温热舒适为度。

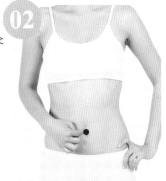

02

『穴位定位』

位于腹中部，脐中央。

03 温和灸内关

用艾条温和灸法灸治内关穴 10 分钟，以局部皮肤潮红发热为度。对侧以同样的方法操作。

『穴位定位』

位于前臂掌侧，当曲泽与大陵的连线上，腕横纹上 2 寸，掌长肌腱与桡侧腕屈肌腱之间。

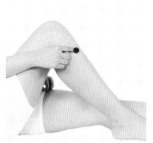
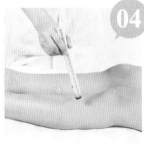

04 温和灸足三里

用艾条温和灸法灸治足三里穴10分钟，以局部皮肤潮红发热为度。

『穴位定位』

位于小腿前外侧，当犊鼻下3寸，距胫骨前缘一横指（中指）。

【专家解析】

灸中脘和胃止呕；内关理气降逆，为止呕要穴；足三里为胃腑下合穴，"合治内腑"，可以通调腑气，降逆止呕；神阙可健脾益胃。四穴合用，可以理气和胃，降逆止呕。

随证加穴艾灸

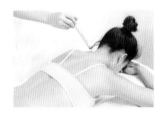
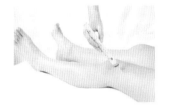
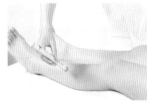

①外邪犯胃型＋大椎

典型特征： 突发呕吐，呕吐量多，伴有发热恶寒，头身疼痛等表证。

艾灸： 用艾条温和灸法灸治大椎穴10～15分钟。

②饮食停滞型＋梁门

典型特征： 因暴饮暴食或饮食不洁而呕吐，脘腹胀满，吐后缓解。

艾灸： 用艾条温和灸法灸治梁门穴10～15分钟。

③痰饮内停型＋丰隆

典型特征： 呕吐清水痰涎，脘腹胀满不欲食，眩晕心悸。

艾灸： 用艾条温和灸法灸治丰隆穴10～15分钟。

✚ 老中医经验方

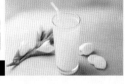

蜂蜜姜汁

- 取一大块生姜，用纱布包裹后捣烂，挤出姜汁，加热开水和蜂蜜调味饮用。
- 此方可散寒，健脾，止呕。

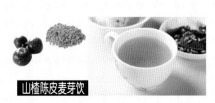

山楂陈皮麦芽饮

- 山楂、麦芽各10克，陈皮5克，煮汤饮用。
- 此方可消食导滞，和胃降逆。

打嗝

气逆上冲，喉间频频有声，声音短促，频频发出，不能自控。

【病症简介】

打嗝，中医称之为呃逆，指气从胃中上逆，喉间频频作声，声音急而短促，是生理上常见的一种现象，由横膈膜痉挛收缩引起。呃逆的原因有多种，一般病情不重，可自行消退。

艾灸疗法

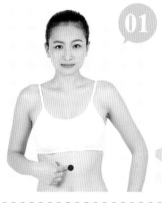

01 艾盒灸中脘

将点燃的艾灸盒放于中脘穴上灸治10分钟，以皮肤潮红发热为度。

『穴位定位』

位于上腹部，前正中线上，当脐中上4寸。

温和灸足三里 02

用艾条温和灸法灸治足三里穴10分钟，以局部皮肤潮红发热为度。

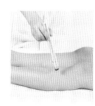

『穴位定位』

位于小腿前外侧，当犊鼻下3寸，距胫骨前缘一横指（中指）。

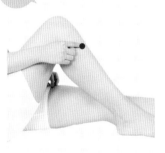

03 回旋灸内关

用回旋灸法灸治内关穴10分钟，以局部皮肤潮红发热为度。对侧以同样的方法操作。

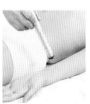

『穴位定位』

位于前臂掌侧，当曲泽与大陵的连线上，腕横纹上2寸，掌长肌腱与桡侧腕屈肌腱之间。

打嗝
艾灸疗法扫扫看

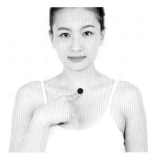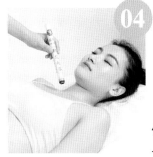

04 温和灸天突

用艾条温和灸法灸治天突穴 10 分钟，至局部皮肤潮红为止。

『 穴位定位 』

位于颈部，当前正中线上，胸骨上窝中央（胸骨柄上窝凹陷处）。

【专家解析】

内关可宽胸利膈，畅通三焦气机，为降逆要穴；中脘、足三里和胃降逆，不论胃腑寒热虚实所致胃气上逆动膈者用之均宜；天突位于咽喉，可利咽止呃。

注意：呃声洪亮有力，口臭烦渴，喜冷饮，尿赤便秘，苔黄燥的胃火上逆型，不宜艾灸。

随证加穴艾灸

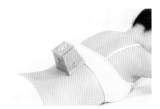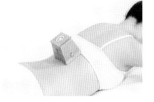

① 胃寒积滞型 + 胃俞

典型特征： 常因感寒或饮冷而发作，呃声沉缓有力，遇寒则重，得热则缓。

艾灸： 将燃着的艾灸盒放于胃俞穴上，灸 10 ~ 15 分钟。

② 肝郁气滞型 + 期门

典型特征： 呃逆常因情志不畅而诱发或加重，呃声连连，胸胁胀满。

艾灸： 用艾条温和灸法灸治期门穴 10 ~ 15 分钟。

③ 脾胃阳虚型 + 脾俞

典型特征： 呃声低沉无力，气不得续，脘腹不适，喜暖喜按，身倦食少，四肢不温。

艾灸： 用艾灸盒灸脾俞穴 10 ~ 15 分钟。

✚ 老中医经验方

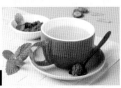

丁香散

- 丁香、柿蒂各 3 克，炙甘草、良姜各 1.5 克，煮汤服用。
- 此方主治胃寒气逆引起的打嗝。

益胃茶

- 玉竹、陈皮各 5 克，沙参、麦冬、生地各 3 克。煮汤服用，加红糖调味。
- 此方主治胃阴不足引起的打嗝。

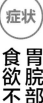

胃痛

症状

胃脘部疼痛，伴有胃脘部胀满、恶心呕吐、食欲不振、吞酸嘈杂等症状。

【病症简介】

胃痛是指上腹胃脘部近心窝处发生疼痛，是临床上很常见的病症。引起胃痛的疾病有很多，有一些还是非常严重的疾病，常见于急慢性胃炎，胃、十二指肠溃疡病，胃下垂，胰腺炎，胆囊炎及胆石症等疾病。

艾灸疗法

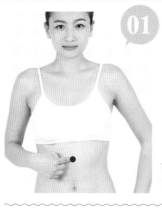

01 艾盒灸中脘

将燃着的艾灸盒放于中脘穴上灸治10分钟，以患者感觉局部皮肤温热为度。

『穴位定位』

位于上腹部，前正中线上，当脐中上4寸。

温和灸足三里

用艾条温和灸法灸治足三里穴10分钟。对侧以同样的方法操作。

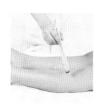

02

『穴位定位』

位于小腿前外侧，当犊鼻下3寸，距胫骨前缘一横指（中指）。

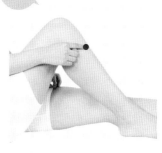

03 温和灸公孙

用艾条温和灸法灸治公孙穴10分钟。对侧以同样的方法操作。

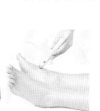

『穴位定位』

位于足内侧缘，当第一跖骨基底的前下方。

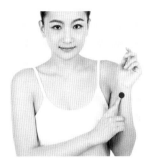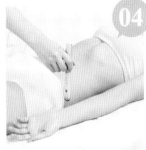

04 温和灸内关

用艾条温和灸法灸治内关穴 10 分钟。

『穴位定位』

位于前臂掌侧，当曲泽与大陵的连线上，腕横纹上 2 寸，掌长肌腱与桡侧腕屈肌腱之间。

【专家解析】

中脘是胃之募穴，足三里乃胃之下合穴，凡胃脘疼痛，无论其寒热虚实，均可用之通调腑气，和胃止痛；内关理气降逆，和胃止痛；公孙为脾经之络穴，与内关相配专治心、胸、胃部病症。

随证加穴艾灸

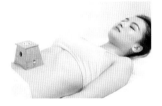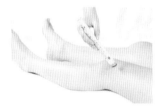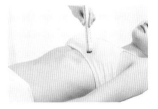

①脾胃虚寒型＋神阙

典型特征： 发作较缓，隐隐作痛，喜暖喜按，空腹加重，食后痛减，劳累、受凉后发作或加重。

艾灸： 将艾灸盒放于神阙穴上灸治 10 ~ 15 分钟。

②寒邪犯胃型＋梁丘

典型特征： 胃痛因感受寒邪而发作，畏寒喜暖，苔薄白。

艾灸： 用艾条雀啄灸法灸治梁丘穴 10 ~ 15 分钟。

③肝气犯胃型＋期门

典型特征： 胃脘胀满而痛，连及两胁，嗳气反酸，喜叹息，情绪不佳则痛作或痛甚。

艾灸： 用艾条雀啄灸法灸治期门穴 10 分钟。

✚ 老中医经验方

生姜红糖茶

- 生姜 10 克，红糖 30 克，煮汤趁热饮用。
- 此方治疗风寒感冒、胃寒胃痛、痛经。

柴胡疏肝茶

- 柴胡 7 克，炒枳壳、制香附各 9 克，赤芍 10 克，陈皮 6 克，煮汤饮用。
- 此方可疏肝和胃，理气止痛。

消化不良

（症状）

上腹部胀痛、早饱、腹胀、嗳气等。

【病症简介】

消化不良是由胃动力障碍所引起，也包括胃蠕动不好的胃轻瘫和食道反流病。长期消化不良易导致肠内平衡被打乱，出现腹泻、便秘和腹痛等，所以消化不良者平常要注意饮食习惯，不宜食用油腻、辛辣、刺激的食物。

艾灸疗法

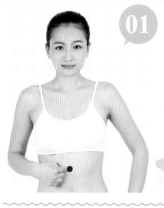

01 艾盒灸中脘

将燃着的艾灸盒放于中脘穴上灸治 10 分钟，以患者感觉局部皮肤温热为度。

『穴位定位』

位于上腹部，前正中线上，当脐中上 4 寸。

艾盒灸神阙

将燃着的艾灸盒放于神阙穴上灸治 10 分钟，以患者感觉局部皮肤温热为度。

02

『穴位定位』

位于腹中部，脐中央。

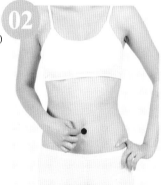

03 温和灸足三里

用艾条温和灸法灸足三里穴 10 分钟，以局部皮肤潮红发热为度。

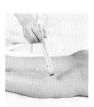

『穴位定位』

位于小腿前外侧，当犊鼻下 3 寸，距胫骨前缘一横指（中指）。

【病症简介】

　　胆结石是指发生在胆囊内的结石所引起的疾病，是一种常见病，随年龄增长，发病率也逐渐升高，且女性明显多于男性。

艾灸疗法

回旋灸阳陵泉

用艾条回旋灸法灸阳陵泉穴 10 分钟，以局部感觉温热舒适为度。

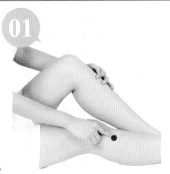

01

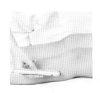

『穴位定位』

位于小腿外侧，当腓骨小头前下方的凹陷中。

02 ### 回旋灸足三里

用艾条回旋灸法灸足三里穴 10 分钟，以局部感觉温热舒适为度。

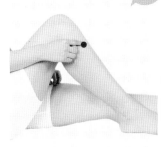

『穴位定位』

位于小腿前外侧，当犊鼻下 3 寸，距胫骨前缘一横指（中指）。

艾盒灸胆俞

将艾灸盒放于胆俞穴上灸治 10 ~ 15 分钟，以局部感觉温热舒适为度。

03

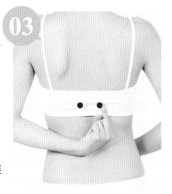

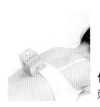

『穴位定位』

位于背部，当第十胸椎棘突下，旁开 1.5 寸。

艾灸祛病 **17**

胆结石

（症状）

多数患者无症状，少数有胆绞痛、上腹隐痛或饱胀不适、嗳气等。

.胆结石.
艾灸疗法扫扫看

艾灸祛病
18

腹胀

症状

腹部胀满不适，可伴有食欲不振、恶心、呕吐、烦躁等。

【病症简介】

腹胀是一种常见的消化系统症状，引起腹胀的原因主要见于胃肠道胀气、各种原因所致的腹水、腹腔肿瘤等。正常人胃肠道内可有少量气体，当胃肠道内产气过多，而气体又不能从肛门排出体外时，则可导致腹胀。

艾灸疗法

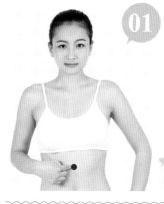

01 **艾盒灸中脘**

将燃着的艾灸盒放于中脘穴上灸治 10 分钟，以患者感觉局部皮肤温热舒适为度。

『穴位定位』

位于上腹部，前正中线上，当脐中上 4 寸。

温和灸足三里 02

用艾条温和灸法灸治足三里穴 10 分钟，以局部皮肤潮红发热为度。

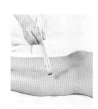

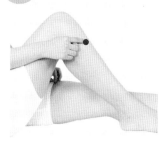

『穴位定位』

位于小腿前外侧，当犊鼻下 3 寸，距胫骨前缘一横指（中指）。

03 **艾盒灸脾俞**

将燃着的艾灸盒放于脾俞穴上灸治 10 分钟，以患者感觉局部皮肤温热舒适为度。

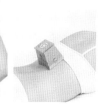

『穴位定位』

位于背部，当第十一胸椎棘突下，旁开 1.5 寸。

【病症简介】

　　阑尾炎是外科常见病，居各种急腹症的首位，急性阑尾炎的病情变化多端，须引起重视。其临床表现为持续性阵发性加剧的右下腹痛、恶心、呕吐。右下腹阑尾区（麦氏点）压痛，则是该病重要体征。

阑尾炎

症状 转移性右下腹痛及阑尾点压痛、反跳痛，可伴有恶心、呕吐等症状。

艾灸疗法

雀啄灸阑尾

用艾条雀啄灸法灸治阑尾穴10分钟，以局部皮肤潮红发热为度。

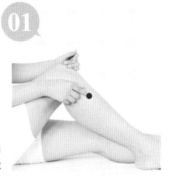

01

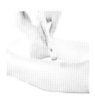

『穴位定位』

位于小腿前侧上部，当犊鼻下5寸，胫骨前缘旁开一横指。

雀啄灸上巨虚

02

用艾条雀啄灸法灸治上巨虚穴10分钟，以局部皮肤潮红发热为度。

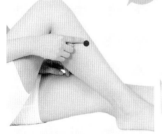

『穴位定位』

位于小腿前外侧，当犊鼻下6寸，距胫骨前缘一横指（中指）。

艾盒灸天枢

03

将燃着的艾灸盒放在两侧的天枢穴上灸15分钟，以局部温热舒适为度。

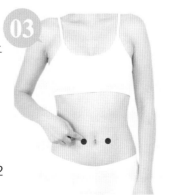

『穴位定位』

位于腹中部，距脐中2寸处。

阑尾炎
艾灸疗法扫看

便秘

症状

排便次数减少、粪便量减少、粪便干结、排便费力。

【病症简介】

便秘是临床常见的复杂症状，而不是一种疾病。引起便秘的原因有：饮食不当，如饮水过少或进食含纤维素的食物过少；生活压力过大；滥用泻药，对药物依赖形成便秘；结肠运动功能紊乱；年老体虚，排便无力等。

艾灸疗法

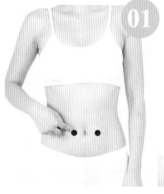

01 艾盒灸天枢

将燃着的艾灸盒放于天枢穴上灸治 10 分钟，热力要能够深入体内，直达病所。

『穴位定位』

位于腹中部，距脐中 2 寸处。

温和灸足三里

用艾条温和灸法灸治足三里穴 10 分钟，以局部皮肤潮红发热为度。

02

『穴位定位』

位于小腿前外侧，当犊鼻下 3 寸，距胫骨前缘一横指（中指）。

03 温和灸上巨虚

用艾条温和灸法灸治上巨虚穴 10 分钟，以局部皮肤潮红发热为度。

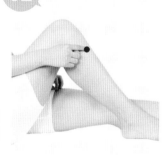

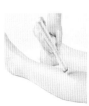

『穴位定位』

位于小腿前外侧，当犊鼻下 6 寸，距胫骨前缘一横指（中指）。

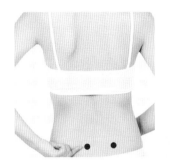

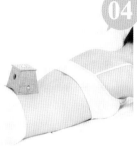

04 艾盒灸大肠俞

将燃着的艾灸盒放于大肠俞上灸治 10 ~ 15 分钟，以患者感觉局部皮肤温热舒适为度。

『穴位定位』

位于腰部，当第四腰椎棘突下，旁开 1.5 寸。

【专家解析】

便秘病位在肠，用俞募配穴法，故取天枢与大肠俞，再加下合穴上巨虚"合治内腑"，三穴共用，通调大肠腑气；灸足三里健运脾气以助通便。

注意：大便干结，面红身热，口干口臭，小便短赤的热证便秘不宜艾灸。

随证加穴艾灸

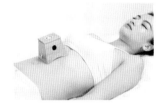

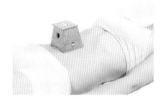

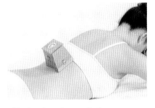

①气秘型 + 中脘

典型特征： 大便秘结，欲便不得，腹痛连及两胁，得矢气或便后则舒，嗳气频作或喜叹息。

艾灸： 将艾灸盒放于中脘穴灸治 10 ~ 15 分钟。

②冷秘型 + 神阙

典型特征： 大便秘结，腹部拘急冷痛，拒按，手足不温。

艾灸： 将燃着的艾灸盒放于神阙穴上灸治 10 ~ 15 分钟。

③虚秘型 + 脾俞

典型特征： 虽有便意但排便不畅，或数日无便，临厕努挣乏力，心悸气短，面色无华。

艾灸： 将艾灸盒放于脾俞穴灸治 10 ~ 15 分钟。

✚ 老中医经验方

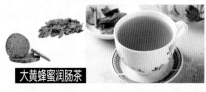

大黄蜂蜜润肠茶

- 大黄 12 克，番泻叶、蜂蜜少许，煮汤当茶饮。
- 此方可泻热导滞，润肠通便。

黄芪麻仁汤

- 黄芪 30 克，火麻仁 20 克，陈皮 10 克，煮汤饮用。
- 此方主治气虚便秘。

艾灸祛病
21

腹泻

症状

排便次数明显超过日常习惯的排便次数，粪质稀薄，水分增多。

【病症简介】

腹泻是大肠疾病最常见的一种症状，正常人群每天只需排便 1 次，且大便成形，颜色呈黄褐色。腹泻分为急性与慢性，急性腹泻发病时期为一至两个星期，但慢性腹泻发病时则在 2 个月以上，多由肛肠疾病引起。

艾灸疗法

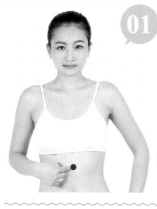

01 艾盒灸中脘

将燃着的艾灸盒放于中脘穴上灸治 10 分钟，以局部皮肤感觉温热舒适为度。

『穴位定位』

位于上腹部，前正中线上，当脐中上 4 寸。

艾盒灸天枢

将艾灸盒放于两侧天枢穴上灸治 10 分钟，以感觉温热舒适为度。

02

『穴位定位』

位于腹中部，距脐中 2 寸处。

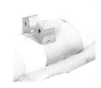

03 艾盒灸神阙

将艾灸盒放于神阙穴上灸治 10 分钟，以感觉温热舒适为度。

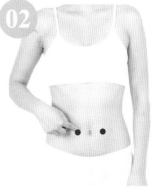

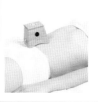

『穴位定位』

位于腹中部，脐中央。

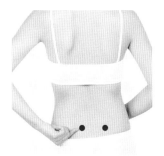
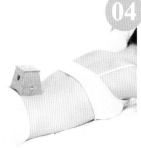

04 『艾盒灸大肠俞』

将艾灸盒放于大肠俞穴上灸治
10 ~ 15 分钟，以患者感觉局
部皮肤温热舒适为度。

『穴位定位』

位于腰部，当第四腰椎棘突下，
旁开 1.5 寸。

【专家解析】

　　本病病位在肠，故取大肠募穴天枢、背俞穴大肠俞而成俞募配穴，调理肠腑而止泻；
中脘健脾利湿；神阙居中腹，内连肠腑，急、慢性泄泻用之皆宜。诸穴合用，标本兼治，
泄泻自止。

随证加穴艾灸

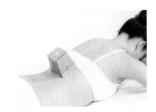
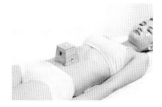
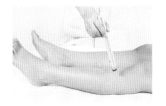

①寒湿困脾型 + 脾俞

典型特征： 因感受寒湿而
发，大便清稀或如水样，
腹痛肠鸣，泻后痛减，得
热则舒，恶寒食少。

艾灸： 将艾灸盒放于脾俞
穴上灸治 10 ~ 15 分钟。

②食滞胃肠型 + 建里

典型特征： 暴饮暴食后腹
满胀痛、拒按，泻后痛减，
大便臭如败卵，纳呆，嗳
腐吞酸。

艾灸： 将艾灸盒放于建里
穴上，灸治 10 分钟。

③脾气虚弱型 + 足三里

典型特征： 大便溏薄，夹
有未消化食物，稍进油腻
饮食则便次增多，腹部隐
痛喜按，神疲乏力。

艾灸： 用艾条温和灸法灸
治 10 ~ 15 分钟。

✚ 老中医经验方

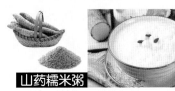

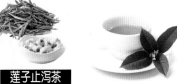

山药糯米粥

- 山药 15 克，红糖适量，糯米 50 克，
  胡椒末少许，煮粥食用。

- 此粥具有健脾暖胃，温中止泻之效。

莲子止泻茶

- 茶叶 5 克，莲子 30 克，冰糖 20 克，
  莲子加冰糖炖烂,加茶汁调匀饮用。

- 此茶饮可润肺，和中，补气。

肠易激综合征

症状

心悸、腹痛、腹泻或便秘、多汗、恶心、呕吐等。

【病症简介】

　　肠易激综合征是由胃肠道动力异常或肠道感染所引起的肠道功能紊乱性疾病，可持续反复发作，与脾、胃、肝、肾关系密切。精神过度紧张、饮食不当、寒冷等因素均可诱发其症状发作或加重。

艾灸疗法

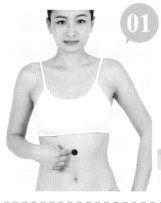

01

艾盒灸中脘

将燃着的艾灸盒放于中脘穴上灸治 10 分钟，以局部有温热感为度。

『穴位定位』

位于上腹部，前正中线上，当脐中上 4 寸。

艾盒灸神阙

将燃着的艾灸盒放于神阙穴上灸治 10 ～ 15 分钟，以局部有温热感为度。

02

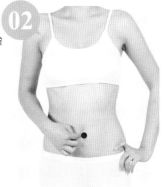

『穴位定位』

位于腹中部，脐中央。

03

艾盒灸气海

将燃着的艾灸盒放于气海穴上灸治 10 ～ 15 分钟，热力要能够深入体内，直达病所。

『穴位定位』

位于下腹部，前正中线上，当脐中下 1.5 寸。

【病症简介】

　　痔疮又称痔核，是肛门科最常见的疾病。临床上分为三种类型：位于齿线以上的为内痔，在肛门齿线外的为外痔，二者混合存在的称混合痔。中医认为本病多由大肠素积湿热，或过食炙烤辛辣之物所致。

艾灸疗法

温和灸百会

用艾条温和灸法灸治百会穴10分钟，以局部感觉温热舒适为度。

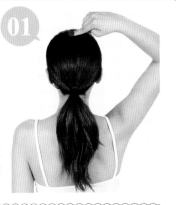

『穴位定位』

位于头部，当前发际正中直上5寸，或两耳尖连线的中点处。

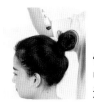

回旋灸长强

用艾条回旋灸法灸治长强穴10分钟，以局部有热感为宜。

『穴位定位』

位于尾骨端下0.5寸，当尾骨端与肛门连线的中点处。

温和灸三阴交

用艾条温和灸法灸治三阴交穴10分钟，以局部感觉温热舒适为度。

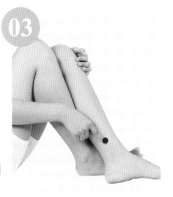

『穴位定位』

位于小腿内侧，当足内踝尖上3寸，胫骨内侧缘后方。

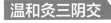

艾灸保健23

痔疮

症状

便鲜血，或便时滴血或手纸上带血，便秘、饮酒或进食刺激性食物有关。与

痔疮
艾灸疗法扫扫看

失眠

症状

入睡困难，睡眠质量下降和睡眠时间减少，头痛，记忆力减退，易疲倦等。

【病症简介】

失眠是指无法入睡或无法保持睡眠状态，即睡眠失常。睡眠不足会导致健康不佳，生理节奏被打乱，继之引起人的疲劳感、全身不适、无精打采、反应迟缓、头痛、记忆力减退等症状。

艾灸疗法

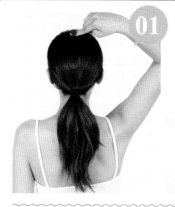

01 回旋灸百会

用艾条回旋灸法灸治百会穴10分钟，以局部感觉温热舒适为宜。

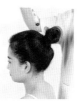

『穴位定位』

位于头部，当前发际正中直上5寸，或两耳尖连线的中点处。

温和灸神门

用艾条温和灸法灸治神门穴10分钟，以局部皮肤潮红发热为度。

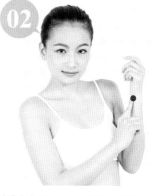
02

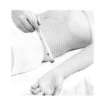

『穴位定位』

位于腕部，腕掌侧横纹尺侧端，尺侧腕屈肌腱的桡侧凹陷处。

03 **温和灸内关**

用艾条温和灸法灸治内关穴5分钟，以局部皮肤潮红发热为度。

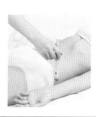

『穴位定位』

位于前臂掌侧，当曲泽与大陵的连线上，腕横纹上2寸，掌长肌腱与桡侧腕屈肌腱之间。

失眠
艾灸疗法扫扫看

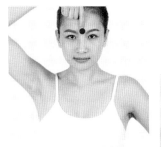
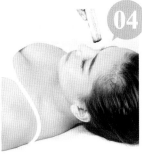

04 回旋灸印堂

用艾条回旋灸法灸治印堂穴10分钟，以局部皮肤潮红发热为度。

『穴位定位』

位于额部，两眉头的正中。

【专家解析】

心经原穴神门、心包经之络穴内关合用宁心安神，为治疗失眠之主穴；百会位于巅顶，可清头目，宁神志；灸治印堂则可养心安神以助睡眠。

注意：烦躁易怒，面红目赤，便秘尿黄，舌红苔黄腻等表现为一派热象的，不宜艾灸。

随证加穴艾灸

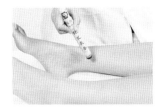

①心脾两虚型 + 三阴交

典型特征：多梦易醒，伴心悸，健忘，头晕目眩，神疲乏力，面色不华。

艾灸：用艾条回旋灸法灸治三阴交穴10分钟。

②心胆气虚型 + 胆俞

典型特征：心悸胆怯，善惊多恐，夜寐多梦易惊。

艾灸：将艾灸盒放于胆俞穴上灸治10分钟。

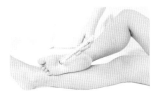

③阴虚火旺型 + 涌泉

典型特征：心烦不寐，或时寐时醒，手足心热，头晕耳鸣，健忘，颧红潮热，口干少津。

艾灸：用艾条温和灸法灸治10分钟。

✚ 老中医经验方

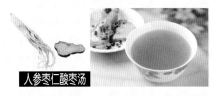

人参枣仁酸枣汤

- 取人参50克，茯神10克，酸枣仁15克，煎水服用。
- 此方主治心脾两虚型失眠。

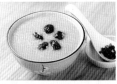

酸枣仁小米粥

- 小米230克，红枣、酸枣仁各少许，将酸枣仁煮水后，捞出放小米煮粥。
- 此方可治疗失眠、健忘。

贫血

头昏、耳鸣、失眠、记忆减退、注意力不集中等。

贫血艾灸疗法扫扫看

【病症简介】

贫血是指人体外周血红细胞容量减少，低于正常范围下限的一种常见的临床症状。成年男性血红蛋白 <120 克 / 升，成年女性（非妊娠）血红蛋白 <110 克 / 升，孕妇血红蛋白 <100 克 / 升，均可诊断为贫血。

艾灸疗法

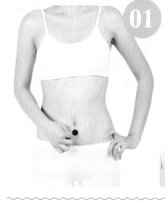

01 艾盒灸气海

将燃着的艾灸盒放于气海穴上灸治 10 ~ 15 分钟，以局部皮肤感觉温热舒适为度。

『穴位定位』

位于下腹部，前正中线上，当脐下 1.5 寸。

艾盒灸关元

将燃着的艾灸盒放于关元穴上灸治 10 ~ 15 分钟，以局部有温热感为度。

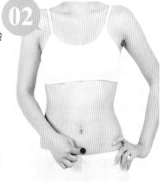

02

『穴位定位』

位于下腹部，前正中线上，当脐下 3 寸。

03 温和灸血海

用艾条温和灸法灸治血海穴 10 分钟，以局部感觉温热舒适为度。

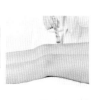

『穴位定位』

屈膝，位于大腿内侧，髌底内侧端上 2 寸，当股四头肌内侧头的隆起处。

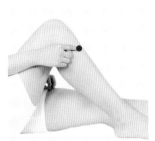
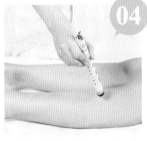

04 **温和灸足三里**

用艾条温和灸法灸治足二里穴10分钟，以局部皮肤潮红发热为度。

『穴位定位』

位于小腿前外侧，当犊鼻下3寸，距胫骨前缘一横指（中指）。

【专家解析】

贫血以虚为本，补虚为治疗贫血第一要旨。艾灸气海、血海气血双补；艾灸关元固肾培元；艾灸足三里调理脾胃，以助气血生化。

注意：两颧潮红，腰膝酸软，低热盗汗，五心烦热的肾阴亏虚型可用灸法，但应少用。

随证加穴艾灸

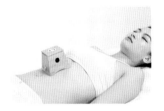
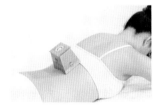
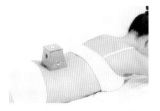

①心脾两虚型 + 中脘

典型特征： 面色苍白，倦怠乏力，头晕心悸，舌胖而淡。

艾灸： 将艾灸盒放于中脘穴上灸治10～15分钟。

②脾胃虚弱型 + 脾俞

典型特征： 面色萎黄或淡白，神疲乏力，纳少便溏。

艾灸： 将艾灸盒放于脾俞穴上灸治10～15分钟。

③脾肾阳虚型 + 肾俞

典型特征： 面色苍白，倦怠乏力，少气懒言，畏寒肢冷，自汗，腰酸腿软，遗精阳痿，月经不调。

艾灸： 将艾灸盒放于肾俞穴上灸10～15分钟。

✚ 老中医经验方

桂圆红枣补血糖水

- 桂圆肉干10克，红枣6个，红糖适量，煮汤饮用。
- 此方可补血益气，美容养颜。

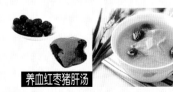

养血红枣猪肝汤

- 红枣100克，猪肝50克，煮汤食用，加盐调味。
- 此方可补气养血，健胃益肝。

眩晕

症状

耳聋、耳鸣、恶心、呕吐、出冷汗等。

【病症简介】

　　眩晕与头晕有所相似，但本质不同。眩晕分为周围性眩晕和中枢性眩晕。中枢性眩晕是由脑组织、脑神经疾病引起，如不及时治疗易引起脑血栓、脑出血、中风偏瘫等情况。

艾灸疗法

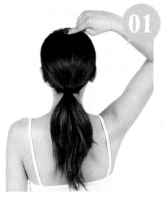

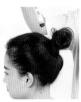

01 悬灸百会

用艾条悬灸法灸治百会穴 10 分钟，以局部感觉温热舒适为度。

『穴位定位』

位于头部，当前发际正中直上 5 寸，或两耳尖连线的中点处。

回旋灸风池

用艾条回旋灸法灸治风池穴 10 分钟，以局部温热舒适为度。

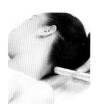

『穴位定位』

位于项部，当枕骨之下，与风府相平，胸锁乳突肌与斜方肌上端之间的凹陷处。

03 艾盒灸神阙

点燃艾灸盒放于神阙穴上灸治 10 ~ 15 分钟，以局部感觉温热舒适为度。

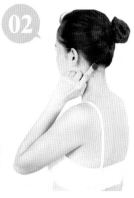

『穴位定位』

位于腹中部，脐中央。

眩晕
艾灸疗法扫扫看

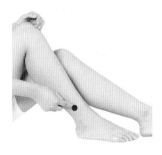
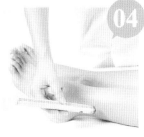

04 温和灸悬钟

用艾条温和灸法灸治悬钟穴 10 分钟,以局部感觉温热舒适为度。

『穴位定位』

位于小腿外侧,当外踝尖上 3 寸,腓骨前缘。

【专家解析】

眩晕病位在脑,脑为髓之海,无论病因为何,其病机皆为髓海不宁。故治疗首选位于巅顶之百会,因本穴入络于脑,可清头目,止眩晕;风池位于头部,近部取穴,疏调头部气机;神阙灸之温暖下焦元气;悬钟乃髓之会穴,充养髓海,为止晕要穴。

随证加穴艾灸

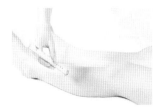
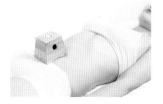
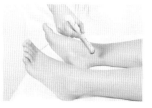

①痰浊上蒙型 + 丰隆

典型特征: 头重如裹,视物旋转,胸闷恶心,呕吐痰涎,口黏纳差。

艾灸: 用艾条温和灸法灸治丰隆穴 10 ~ 15 分钟。

②气血不足型 + 气海

典型特征: 头晕目眩,面色淡白或萎黄,神疲乏力,心悸少寐,腹胀纳呆。

艾灸: 点燃艾灸盒放于气海穴上灸治 10 ~ 15 分钟。

③肝肾阴虚型 + 太溪

典型特征: 眩晕久发不已,视力减退,失眠健忘,心烦口干,耳鸣,神疲乏力,腰酸膝软。

艾灸: 用艾条温和灸法灸治 10 ~ 15 分钟。

➕ 老中医经验方

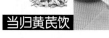

当归黄芪饮

- 当归 15 克,黄芪 30 克,煎汤饮用。
- 此方可补养气血,治疗气血亏虚引起的眩晕。

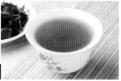

川芎天麻茶

- 川芎 12 克,天麻 9 克,茶叶适量,泡水饮用。
- 此方可熄风止痛,主治头痛、眩晕。

艾灸祛病 **27**

低血压

症状

头晕、头痛、食欲不振、脸色苍白等，甚则四肢冰凉、心律失常。

【病症简介】

低血压指血压降低引起的一系列症状，病情轻微者可有头晕、头痛、食欲不振等，严重者会出现直立性眩晕、四肢冰凉、心律失常等症状。西医诊断低血压的标准为：血压值小于 90/60 毫米汞柱。

艾灸疗法

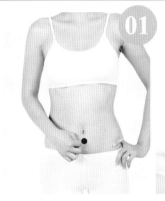

01

艾盒灸气海

将艾灸盒放于气海穴上灸治 10 ~ 15 分钟，以局部皮肤感觉温热舒适为度。

『穴位定位』

位于下腹部，前正中线上，当脐中下 1.5 寸。

艾盒灸膈俞

将燃着的艾灸盒放于膈俞穴上灸治 10 分钟，以局部皮肤有温热感为度。

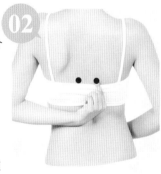

02

『穴位定位』

位于背部，当第七胸椎棘突下，旁开 1.5 寸。

03

温和灸足三里

用艾条温和灸法灸治足三里穴 10 分钟，以局部皮肤潮红发热为度。

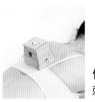

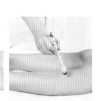

『穴位定位』

位于小腿前外侧，当犊鼻下 3 寸，距胫骨前缘一横指（中指）。

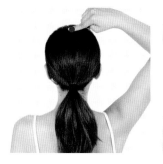
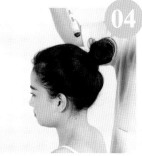

04 悬灸百会

用艾条悬灸法灸百会穴，时间为 10 分钟，以局部皮肤潮红发热为度。

『穴位定位』

位于头部，当前发际正中直上 5 寸，或两耳尖连线的中点处。

【专家解析】

百会位于巅顶，属于督脉，为诸阳之会，内络于脑，可提升阳气；气海位于脐下，可补气升压；足三里补中健脾，化生气血；膈俞养血和营。四穴合用，配合艾灸疗法，温阳化气，补益心脾，调和气血。

随证加穴艾灸

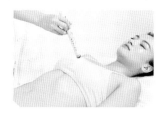

①心阳不振型 + 膻中

典型特征：头晕健忘，精神萎靡，神疲嗜睡，面色苍白，四肢乏力。

艾灸：用艾条悬灸法灸治10 ~ 15 分钟。

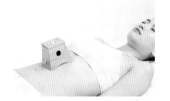

②中气不足型 + 中脘

典型特征：头晕，气短，自汗，四肢酸软，食欲不振等。

艾灸：将艾灸盒放于中脘穴灸治10 ~ 15 分钟。

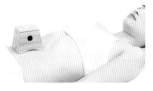

③心肾阳虚型 + 神阙

典型特征：头晕耳鸣，心悸怔忡，腰膝酸软，汗出肢冷，手足发凉，性欲减退，夜尿多。

艾灸：将艾灸盒放于神阙穴灸治10 ~ 15 分钟。

✚ 老中医经验方

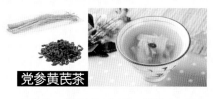

党参黄芪茶

- 党参、枸杞各 10 克，黄芪 30 克，升麻 6 克，泡水饮用。
- 此方可补中，益气，养血。

米酒南瓜红枣汤

- 米酒 100 毫升，南瓜 160 克，红枣 20 克，红糖 20 克，煮汤食用。
- 此方可补中益气，暖身补血。

神经衰弱

症状

易兴奋，易疲劳，记忆力减退等，伴有躯体不适症状。

【病症简介】

神经衰弱是指大脑由于长期情绪紧张及精神压力，从而使精神活动能力减弱的功能障碍性病症。本病如处理不当可迁延达数年，但经精神科或心理科医生积极、及时治疗，本病可缓解或治愈，预后一般良好。

艾灸疗法

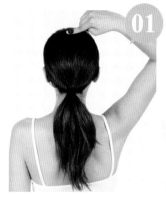

01 悬灸百会

用艾条悬灸法灸治百会穴 10 分钟，以局部皮肤潮红发热为度。

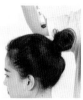

『穴位定位』

位于头部，当前发际正中直上 5 寸，或两耳尖连线的中点处。

温和灸神门

用艾条温和灸法灸治神门穴 10 分钟，以局部皮肤潮红发热为度。

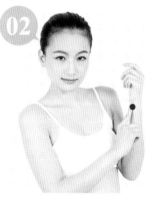

02

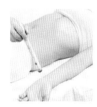

『穴位定位』

位于腕部，腕掌侧横纹尺侧端，尺侧腕屈肌腱的桡侧凹陷处。

03 温和灸内关

用艾条温和灸法灸治内关穴 5 分钟，以局部皮肤潮红发热为度。

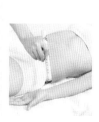

『穴位定位』

位于前臂掌侧，当曲泽与大陵的连线上，腕横纹上 2 寸，掌长肌腱与桡侧腕屈肌腱之间。

神经衰弱
艾灸疗法扫扫看

【病症简介】

疲劳综合征即慢性疲劳综合征，通常患者心理方面的异常表现要比身体方面的症状出现得早，自觉较为突出。实际上疲劳感多源于体内的各种功能失调。

艾灸疗法

疲劳综合征

症状 肌肉酸痛、头痛、睡眠后精力不能恢复、劳动后身体感觉不适等。

艾盒灸关元

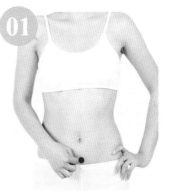

01

点燃艾灸盒放于关元穴上灸治15分钟，以局部皮肤潮红发热为度。

『穴位定位』

位于下腹部，前正中线上，当脐中下3寸。

02 ### 温和灸足三里

用艾条温和灸法灸治足三里穴10分钟，以局部皮肤潮红发热为度。

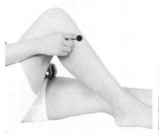

『穴位定位』

位于小腿前外侧，当犊鼻下3寸，距胫骨前缘一横指（中指）。

悬灸百会

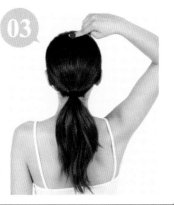

03

用艾条悬灸法灸治百会穴10分钟，以局部皮肤潮红发热为度。

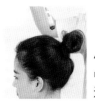

『穴位定位』

位于头部，当前发际正中直上5寸，或两耳尖连线的中点处。

疲劳综合征
艾灸疗法扫扫看

坐骨神经痛

症状 | 一侧腰部、臀部疼痛，并向大腿后侧、小腿后外侧延展。

坐骨神经痛
艾灸疗法扫扫看

【病症简介】

坐骨神经痛指坐骨神经病变，沿坐骨神经通路即腰、臀部、大腿后、小腿后外侧和足外侧发生的疼痛症状群，呈烧灼样或刀刺样疼痛，夜间痛感加重。日久，患侧下肢会出现肌肉萎缩，或出现跛行。

艾灸疗法

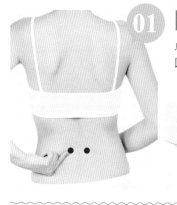

01 艾盒灸肾俞

点燃艾灸盒放于肾俞穴上灸治10分钟，以局部皮肤潮红发热为度。

『穴位定位』

位于腰部，当第二腰椎棘突下，旁开1.5寸。

艾盒灸八髎

点燃艾灸盒放于八髎穴上灸治10分钟，以局部皮肤潮红发热为度。

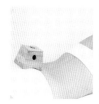

『穴位定位』

位于腰骶孔处，实为上髎、次髎、中髎、下髎，左右共八个，分别在第一、二、三、四骶后孔中。

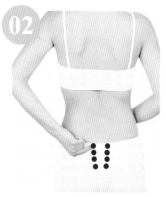

02

03 艾盒灸委中

点燃艾灸盒放于两腿的委中穴上灸治10分钟，以局部皮肤潮红发热为度。

『穴位定位』

位于腘横纹中点，当股二头肌腱与半腱肌肌腱的中间。

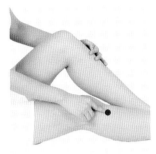
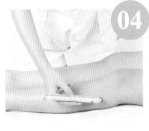

04 温和灸阳陵泉

用艾条温和灸法灸阳陵泉穴 10 分钟,以局部感觉温热舒适为度。

『穴位定位』

位于小腿外侧,当腓骨小头前下方的凹陷中。

【专家解析】

肾俞、八髎疏通腰骶部经络气血;委中为腰背足太阳经两分支在腘窝的汇合点,"腰背委中求",可疏调腰背部经脉之气血;阳陵泉乃筋之会穴,可疏筋通络止痛。

随证加穴艾灸

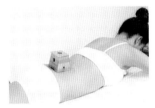
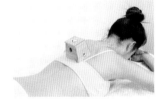
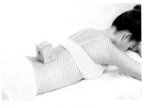

①寒湿型 + 腰阳关

典型特征: 腰部受寒史,天气变化或阴雨风冷时加重,沿坐骨神经通路疼痛。

艾灸: 将艾灸盒放于腰阳关上,灸治 15 ~ 20 分钟。

②瘀血型 + 膈俞

典型特征: 腰部有劳损或陈伤史,腰部或臀部、大腿后侧、小腿后外侧及足外侧出现放射样、电击样疼痛。

艾灸: 将艾灸盒放于膈俞穴上灸治 10 ~ 15 分钟

③肾虚型 + 命门

典型特征: 起病缓慢,沿坐骨神经通路疼痛,机体乏力易倦。

艾灸: 将艾灸盒放于命门穴上,灸治 15 ~ 20 分钟。

➕ 老中医经验方

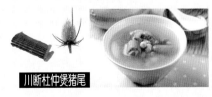
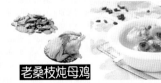

川断杜仲煲猪尾

- 川断 25 克,杜仲 80 克,猪尾 1 条,花生 5 克,煲汤食用。
- 此方可缓解腰部酸痛。

老桑枝炖母鸡

- 老桑枝 60 克,母鸡 1 只,生姜少许,煲汤食用。
- 此方可益精髓,祛风湿,利关节。

肥胖症

症状 面肥颈壅、项厚背宽、腹大腰粗、臀丰腿圆等。

【病症简介】

　　肥胖是指一定程度的明显超重与脂肪层过厚，是体内脂肪尤其是甘油三酯积聚过多而导致的一种状态。肥胖严重者容易引起血压高、心血管病变、肝脏病变、肿瘤、睡眠呼吸暂停等一系列的问题。

艾灸疗法

01 回旋灸足三里

用艾条回旋灸法灸治足三里穴10分钟。对侧以同样的方法操作。

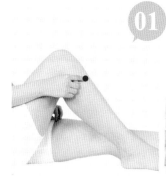

『穴位定位』

位于小腿前外侧，当犊鼻下3寸，距胫骨前缘一横指（中指）。

回旋灸丰隆 02

用艾条回旋灸法灸治丰隆穴10分钟。对侧以同样的方法操作。

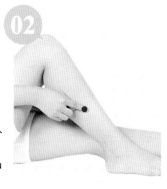

『穴位定位』

位于小腿前外侧，当外踝尖上8寸，条口外，距胫骨前缘二横指（中指）。

03 回旋灸三阴交

用艾条回旋灸法灸治三阴交穴10分钟。对侧以同样的方法操作。

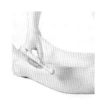

『穴位定位』

位于小腿内侧，当足内踝尖上3寸，胫骨内侧缘后方。

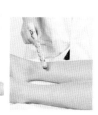

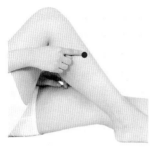
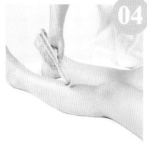

04 回旋灸上巨虚

用艾条回旋灸法来回灸治上巨虚穴10分钟。对侧以同样的方法操作。

『穴位定位』

位于小腿前外侧，当犊鼻下6寸，距胫骨前缘一横指（中指）。

【专家解析】

肥胖之症多责之脾胃肠腑，足三里为足阳明胃经重要穴位，上巨虚为大肠的下合穴，两穴合用可通利肠腑，降浊消脂；三阴交和胃化湿；丰隆分利水湿，蠲化痰浊。诸穴共用可收健脾胃，利肠腑，化痰浊，消浊脂之功。

随证加穴艾灸

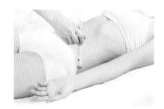
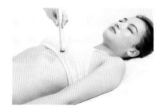
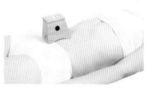

①痰湿闭阻型＋**内关**

典型特征： 肥胖以面、颈部为甚，按之松弛，头身沉重，心悸气短，胸腹满闷，大便黏滞不爽或溏薄等。
艾灸： 用艾条温和灸法灸10～15分钟。

②肝郁气滞型＋**期门**

典型特征： 胸胁胀满，连及乳房和脘腹，时有微痛，走窜不定，每因情志变化而增减，喜叹息。
艾灸： 用艾条温和灸法灸10～15分钟。

③脾肾阳虚型＋**气海**

典型特征： 尿频，小便多，肢体倦怠，腰腿酸软，面足水肿，腹胀，大便溏薄。
艾灸： 将艾灸盒放于气海穴上灸治10～15分钟。

✚ 老中医经验方

海带豆腐冬瓜汤

- 豆腐170克，冬瓜200克，海带丝120克，姜、葱各少许，煮汤食用。
- 此方可利水渗湿，泄热降脂。

泽泻蒸冬瓜

- 取泽泻粉8克，冬瓜400克，姜片、葱段、枸杞各少许，煮熟食用。
- 此方可化湿利水，祛脂减肥。

中耳炎

症状

耳痛、耳鸣、耳流脓、听力下降等。

【病症简介】

中耳炎是累及中耳（包括咽鼓管、鼓室、鼓窦及乳突气房）全部或部分结构的炎性病变，好发于儿童。分为非化脓性及化脓性两大类。非化脓性者包括分泌性中耳炎、气压损伤性中耳炎，化脓则有急、慢性之分。

艾灸疗法

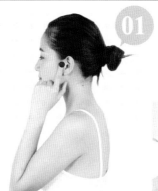

01 回旋灸耳门

用艾条回旋灸法灸耳门穴10分钟，以局部感觉温热舒适为度。

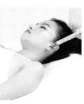

『穴位定位』

位于面部，当耳屏上切迹的前方，下颌骨髁状突后缘，张口有凹陷处。

回旋灸翳风 02

用艾条回旋灸法灸翳风穴10分钟，以局部感觉温热舒适为度。

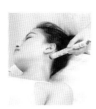

『穴位定位』

位于耳垂后方，当乳突与下颌角之间的凹陷处。

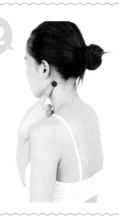

03 温和灸合谷

用艾条温和灸法灸合谷穴10分钟，以局部感觉温热舒适为度。

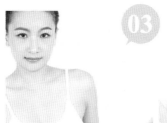

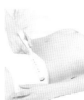

『穴位定位』

位于手背，第一、二掌骨间，当第二掌骨桡侧的中点处。

中耳炎
艾灸疗法扫扫看

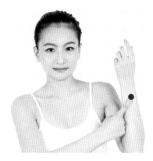
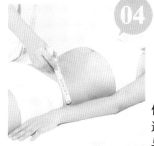

04 温和灸外关

用艾条温和灸法灸 10 分钟，以局部温热舒适为度。

『穴位定位』

位于前臂背侧，当阳池与肘尖的连线上，腕背横纹上 2 寸，尺骨与桡骨之间。

【专家解析】

依据"局部取穴"原则，取耳门、翳风，疏利少阳，行气通窍；外关为三焦经之络穴，可和解少阳，清热泻火，疏通少阳经气，配手阳明大肠经之合谷，可以加强清热解毒之力。

注意：耳内剧痛、流脓，伴发热，面红，烦躁易怒等症状的肝胆火盛型，不宜艾灸。

随证加穴艾灸

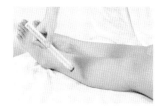

①痰瘀交阻型 + 丰隆

典型特征： 耳内闷胀闭塞，耳鸣，听力下降且逐渐加重，舌淡或紫或有瘀点。

艾灸： 用艾条温和灸法灸丰隆穴 10 ~ 15 分钟，以局部感觉温热舒适为度。

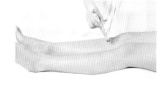

②脾虚湿滞型 + 阴陵泉

典型特征： 耳内流脓，脓水清稀，经年不愈，伴四肢倦怠，面黄肌瘦，纳差食少，大便溏薄。

艾灸： 用艾条温和灸法灸阴陵泉穴 10 ~ 15 分钟。

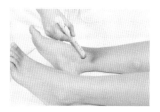

③肾阴亏虚型 + 太溪

典型特征： 耳内流脓，脓液秽臭，状如腐渣，经年不愈，伴头晕神疲，腰膝酸软。

艾灸： 用艾条温和灸法灸太溪穴 10 ~ 15 分钟。

✚ 老中医经验方

夏桑菊茶

- 夏枯草 15 克，桑叶 12 克，野菊花 15 克，泡水代茶饮用。
- 此方清利肝胆，泻火解毒。

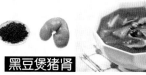

黑豆煲猪肾

- 取黑豆 60 克，猪肾 2 个，盐适量，煲汤食用。
- 用于耳内流脓清稀，日久不愈者。

艾灸祛病 33

血栓闭塞性脉管炎

症状

患肢缺血、足趾麻木、有灼热及针刺样疼痛。

【病症简介】

血栓闭塞性脉管炎是一种慢性持续性、进行性的血管节段性炎症，是指血管炎症病变处形成血栓，导致血管腔闭塞的病症。病变主要累及于四肢远端的中、小动脉，静脉，以下肢病变最为常见。

艾灸疗法

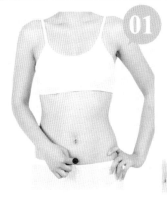

01 艾盒灸关元

将燃着的艾灸盒放于关元穴上灸治 10 分钟，以局部皮肤潮红发热为宜。

『穴位定位』

位于下腹部，前正中线上，当脐中下 3 寸。

悬灸太渊

用悬灸法灸治太渊穴 5 分钟。对侧以同样的方法操作。

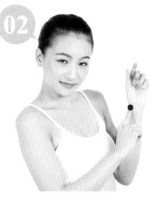

02

『穴位定位』

位于腕掌侧横纹桡侧，桡动脉搏动处。

03 温和灸足三里

用温和灸法灸治足三里穴 10 分钟。对侧以同样的方法操作。

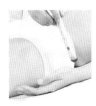

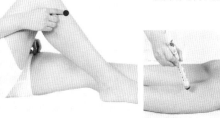

『穴位定位』

位于小腿前外侧，当犊鼻下 3 寸，距胫骨前缘一横指（中指）。

血栓闭塞性脉管炎
艾灸疗法扫扫看

【病症简介】

胸闷，可轻可重，是一种主观感觉，轻者可能是神经官能性的，即心脏、肺的功能失去调节引起的，无明显的器质性病变；严重者为心肺二脏的疾患引起，可由冠心病、心肌供血不足或慢支炎、肺气肿等病导致。

艾灸疗法

温和灸神门

01

用艾条温和灸法灸神门穴 10 分钟，以局部皮肤潮红发热为宜。

『穴位定位』

位于腕部，腕掌侧横纹尺侧端，尺侧腕屈肌腱的桡侧凹陷处。

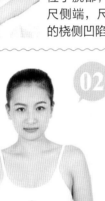

02

回旋灸膻中

用艾条回旋灸法灸膻中穴 10 分钟，以局部皮肤潮红发热为宜。

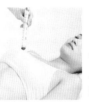

『穴位定位』

位于胸部，当前正中线上，平第四肋间，两乳头连线的中点。

温和灸内关

03

用艾条温和灸法灸内关穴 5 ~ 6 分钟，以局部皮肤潮红发热为宜。

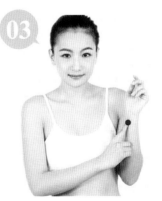

『穴位定位』

位于前臂掌侧，当曲泽与大陵的连线上，腕横纹上 2 寸，掌长肌腱与桡侧腕屈肌腱之间。

胸闷
艾灸疗法扫扫看

三叉神经痛

症状

发病骤发、骤停，呈刀割样、烧灼样、顽固性剧烈疼痛。

【病症简介】

　　三叉神经痛是最常见的脑神经疾病，多发生于中老年人，右侧头面部多于左侧。说话、洗脸、刷牙、微风拂面，甚至走路时都会导致阵发性剧烈疼痛。疼痛历时数秒或数分钟，疼痛呈周期性发作，间歇期同常人一样。

艾灸疗法

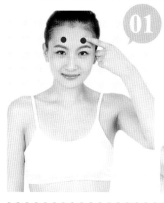

01 温和灸阳白

用艾条温和灸法灸阳白穴 10 分钟，以局部感觉温热舒适为度。

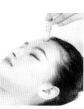

『穴位定位』

位于前额部，当瞳孔直上，眉上 1 寸。

温和灸颧髎

用艾条温和灸法灸颧髎穴 10 分钟，以局部感觉温热舒适为度。

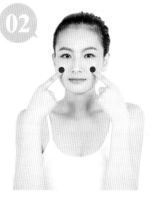 **02**

『穴位定位』

位于面部，当目外眦直下，颧骨下缘凹陷处。

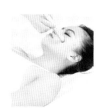

03 温和灸合谷

用艾条温和灸法灸合谷穴 10 分钟，以局部感觉温热舒适为度。

『穴位定位』

位于手背，第一、二掌骨间，当第二掌骨桡侧的中点处。

三叉神经痛
艾灸疗法扫扫看

现在的孩子看似生活在"蜜罐"中，其实繁重的课业、孤独、不合理的饮食习惯等等，往往造成孩子们的体质虚弱、免疫力低下、抵抗力差。是药三分毒，在不吃药打针的情况下，用艾灸治疗孩子的小病症，从根本上增强孩子的抵抗力，自然又安全，让每一个孩子都有健康、快乐的童年。

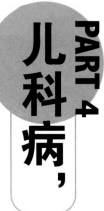

PART 4
儿科病，做幸福的「艾」妈妈

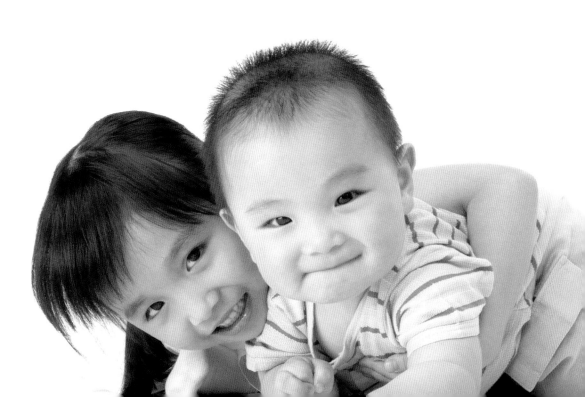

小儿感冒

症状

鼻塞、流涕、咳嗽、头痛、恶寒、发热、全身酸楚等。

【病症简介】

小儿感冒即为小儿上呼吸道急性感染，简称上感。大部分患儿感冒是以病毒入侵为主，此外也可能是支原体或细菌感染。小儿感冒分为风寒感冒、风热感冒、暑湿感冒和体虚感冒。

艾灸疗法

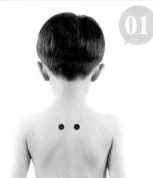

01 温和灸肺俞

用艾条温和灸法灸治肺俞穴 10 ～ 15 分钟，以局部感觉温热舒适为度。

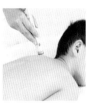

『穴位定位』

位于背部，当第三胸椎棘突下，旁开 1.5 寸。

温和灸定喘

用艾条温和灸法灸治定喘穴 10 ～ 15 分钟，以局部感觉温热舒适为度。

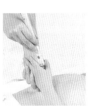

02

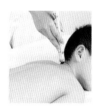

『穴位定位』

位于背部，当第七颈椎棘突下，旁开 0.5 寸。

03 温和灸合谷

用艾条温和灸法灸治合谷穴 10 分钟，以穴位上皮肤潮红为度。

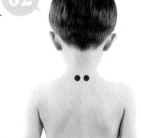

『穴位定位』

位于手背，第一、二掌骨间，当第二掌骨桡侧的中点处。

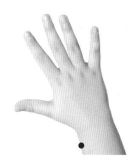
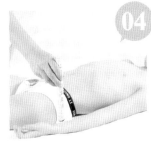

04 温和灸列缺

用艾条温和灸法灸列缺穴5~10分钟，以局部感觉温热舒适为宜。

『穴位定位』

位于前臂桡侧缘，桡骨茎突上方，腕横纹上1.5寸，当肱桡肌与拇长展肌腱之间。

【专家解析】

风池可解表祛风，醒脑止头痛；列缺祛风解表，宣肺止咳；合谷祛风解表，清热解暑；定喘止咳平喘。如此搭配，可加强祛风解表之功，加速身体发汗。

注意：咽喉肿痛，流黄涕，发热重，恶寒轻的风热感冒患者不宜艾灸。

随证加穴艾灸

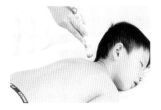
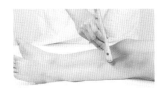
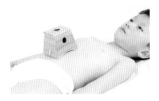

①风寒感冒 + 风门

典型特征：发热轻而恶寒重，无汗，全身酸痛，流清涕。

艾灸：用艾条温和灸法灸治10~15分钟。

②体虚感冒 + 足三里

典型特征：平时体虚气弱，神疲乏力，易反复感冒。

艾灸：用艾条温和灸法灸足三里穴5~10分钟。

③暑湿感冒 + 神阙

典型特征：多发于夏季，头闷痛，四肢沉重倦怠，胸闷欲呕，便稀腹泻。

艾灸：点燃艾灸盒放于神阙穴上灸10~15分钟。

✚ 老中医经验方

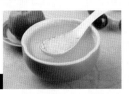

橘子稀粥

- 取白米10克，橘子30克，白米煮稀粥后用纱布滤橘子汁进入。
- 此方促进新陈代谢，缓解感冒症状。

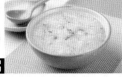

鳕鱼鸡蛋粥

- 大米10克，鳕鱼肉30克，油菜10克，鸡蛋黄半个，煮粥食用。
- 对感冒引起的消化不良有疗效。

小儿咳嗽

喉痒欲咳，咳痰色稀白或黄稠，量少等。

【病症简介】

小儿咳嗽是小儿呼吸系统疾病之一。当呼吸道有异物或受到过敏性因素的刺激时，即会引起咳嗽。此外，呼吸系统疾病大部分都会引发呼吸道急、慢性炎症，均可引起咳嗽。

艾灸疗法

01 回旋灸列缺

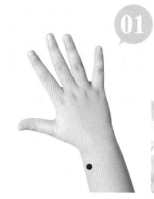

用艾条回旋灸法灸治列缺穴 10 分钟。若皮肤有灼痛感可增减艾条与皮肤之间的距离。

『穴位定位』

位于前臂桡侧缘，桡骨茎突上方，腕横纹上 1.5 寸，当肱桡肌与拇长展肌腱之间。

回旋灸孔最 02

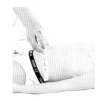

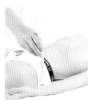

用艾条回旋灸法灸治孔最穴 10 分钟。若皮肤有灼痛感可增减艾条与皮肤之间的距离。

『穴位定位』

位于腕横纹上 7 寸，前臂外侧骨头的内缘。

03 温和灸肺俞

用艾条温和灸法灸治肺俞穴 10 ～ 15 分钟，以局部感觉温热舒适为度。

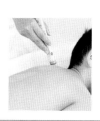

『穴位定位』

位于背部，当第三胸椎棘突下，旁开 1.5 寸。

小儿咳嗽
艾灸疗法扫扫看

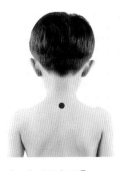

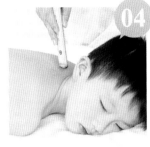

04 悬灸大椎

用艾条悬灸法灸大椎穴，时间为 10 ~ 15 分钟，以穴位上的皮肤潮红发热为度。

『穴位定位』

位于后正中线上，第七颈椎棘突下凹陷中。

【专家解析】

列缺疏风祛邪解表；孔最清肺止痛，理气止咳；肺俞调补肺气，宣肺止咳；大椎疏风祛邪，此四穴使用艾灸疗法温肺化痰止咳。

注意：咳嗽黄痰，口干咽痛，目赤，口苦，头痛身热，便秘尿赤的热证咳嗽不宜艾灸。

随证加穴艾灸

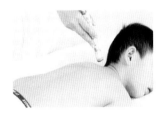

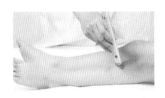

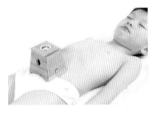

①风寒束肺型 + 风门

典型特征： 咳嗽白痰，鼻寒流涕，恶寒发热，头痛，全身酸楚。

艾灸： 用艾条温和灸法灸治 10 ~ 15 分钟。

②痰湿阻肺型 + 足三里

典型特征： 咳嗽痰多，色白，呈光沫状，易于咳出，咳声重浊，胸部满闷或喘促气短，纳呆腹胀。

艾灸： 用艾条温和灸法灸治 10 ~ 15 分钟。

③脾肾阳虚型 + 关元

典型特征： 咳嗽气喘，动则尤甚，痰液清稀，面色淡白，形寒肢冷，或肢体水肿，小便不利。

艾灸： 将艾灸盒放于关元穴上灸治 10 ~ 15 分钟。

✚ 老中医经验方

木耳蒸蛋

- 黑木耳 10 克，鸭蛋 1 个，少许冰糖和枸杞，蒸熟食用。
- 此方可止咳祛痰，润阴养肺。

核桃芝麻生姜饮

- 核桃 5 个，芝麻、生姜各 25 克，红糖适量，开水冲服。
- 此方主治风寒或寒痰咳嗽。

小儿夜啼

婴幼儿长期夜间烦躁不安、啼哭不停，或时哭时止。

【病症简介】

小儿夜啼症，常见于 1 岁以内的哺乳期婴儿，多因受惊或身体不适所引起。婴儿入夜啼哭不安，难以查明其真正原因，请尽早就医治疗，仔细检查体格，必要时辅以有关的实验室检查，以免贻误患儿病情。

艾灸疗法

01 温和灸百会

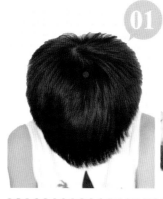

用艾条温和灸法灸治百会穴 10 分钟，以局部穴位皮肤潮红发热为度。

『穴位定位』

位于头部，当前发际正中直上 5 寸，或两耳尖连线的中点处。

艾盒灸中脘 02

将燃着的艾灸盒放于中脘穴上灸治 10 分钟，以穴位上皮肤潮红为度。

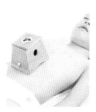

『穴位定位』

位于上腹部，前正中线上，当脐上 4 寸处。

03 温和灸三阴交

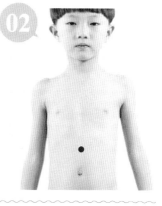

用艾条温和灸法灸治三阴交穴 10 分钟。对侧以同样的方法操作。

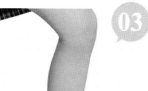

『穴位定位』

位于小腿内侧，当足内踝尖上 3 寸，胫骨内侧缘后方。

小儿夜啼
艾灸疗法扫引看

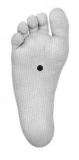
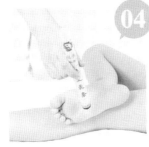

04 温和灸涌泉

用艾条温和灸法对着涌泉穴灸治 10 分钟。

『穴位定位』

位于足底部，约当足底二、三趾趾缝纹头端与足跟连线的前 1/3 与后 2/3 交点上。

【专家解析】

艾灸百会镇惊安神；中脘温暖脾胃；三阴交调理肝、脾、肾；涌泉滋阴安神。四穴合用镇静安神以助宝宝安睡。

注意：哭声响亮，面赤唇红，烦躁不安，大便秘结，小便短赤的心经积热型，不宜艾灸。

随证加穴艾灸

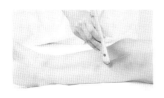

①脾胃虚寒型 + 足三里

典型特征：小儿面色青白，四肢发凉，喜伏卧，腹部发凉，弯腰蜷缩哭闹，大便溏薄，小便清长。

艾灸：用艾条温和灸法灸10 分钟。

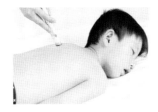

②惊恐伤神型 + 心俞

典型特征：夜间突然啼哭，面红或泛青，心神不宁，惊恐不安，睡中易醒，声惨而紧，呈恐惧状。

艾灸：用艾条温和灸法灸治10 ~ 15 分钟。

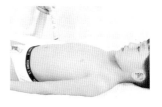

③饮食停滞型 + 建里

典型特征：夜间啼哭，厌食吐乳，嗳腐泛酸，腹痛胀满，睡卧不安，大便酸臭。

艾灸：用艾条温和灸法灸治10 ~ 15 分钟。

✚ 老中医经验方

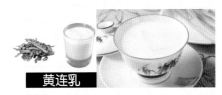

黄连乳

- 川黄连 3 克，乳汁 100 毫升，川黄连煎汁去渣后，加乳汁。
- 本品可缓解小儿心热啼哭。

 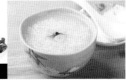

干姜粥

- 干姜 5 克，大米 30 克，煮成粥，分数次吃完。
- 本品对小儿脾寒啼哭有较好的效果。

小儿腹泻

症状

大便次数增多、腹胀肠鸣、粪便酸腐臭秽，或稀薄、水分增多等。

【病症简介】

小儿腹泻多见于 2 岁以下的婴幼儿，是小儿常见病之一，可由饮食不当和肠道细菌感染或病毒感染引起。严重者可导致身体脱水、酸中毒、电解质紊乱等现象，更甚者可危及小儿生命。

艾灸疗法

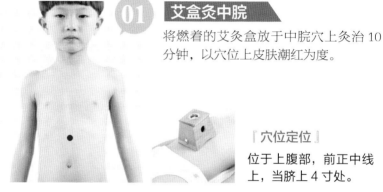

01 艾盒灸中脘

将燃着的艾灸盒放于中脘穴上灸治 10 分钟，以穴位上皮肤潮红为度。

『穴位定位』

位于上腹部，前正中线上，当脐上 4 寸处。

艾盒灸神阙 02

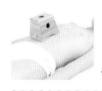

将燃着的艾灸盒放于神阙穴上灸治 10 ~ 15 分钟，以局部皮肤感觉温热舒适为度。

『穴位定位』

位于腹中部，脐中央。

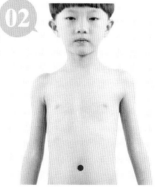

03 温和灸三阴交

用艾条温和灸法灸治三阴交穴 10 分钟。对侧以同样的方法操作。

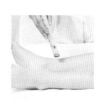

『穴位定位』

位于小腿内侧，当足内踝尖上 3 寸，胫骨内侧缘后方。

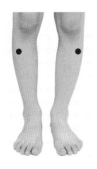

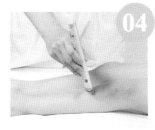

04 回旋灸足三里

用艾条回旋灸法灸治足三里穴10分钟。

『穴位定位』

位于小腿前外侧,当犊鼻下3寸,距胫骨前缘一横指(中指)。

【专家解析】

　　神阙居中腹,内连肠腑,无论急、慢性泄泻,用之皆宜,灸之可温化寒湿;中脘与足三里可健脾益胃,祛湿行气;三阴交健脾利湿兼调理肝肾,各种泄泻皆可用之。

注意:腹痛即泻,大便黄褐臭秽,肛门灼热,全身发热,苔黄腻的肠腑湿热型,不宜艾灸。

随证加穴艾灸

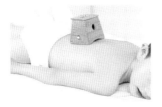

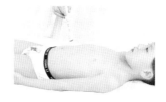

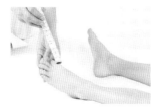

①寒湿困脾型 + 脾俞

典型特征: 腹泻因感受寒湿而发,大便清稀或如水样,腹痛肠鸣,泻后痛减,得热则舒。

艾灸: 将艾灸盒放于脾俞穴上灸10～15分钟。

②食滞胃肠型 + 建里

典型特征: 暴饮暴食后腹满胀痛、拒按,泻后痛减,大便臭如败卵,嗳腐吞酸,苔垢厚腻。

艾灸: 用艾条回旋灸法灸建里穴10～15分钟。

③肝郁气滞型 + 太冲

典型特征: 泄泻、腹痛、肠鸣每因情志不畅而发,舌红、苔薄白。

艾灸: 用艾条回旋灸法灸太冲穴10～15分钟。

✚ 老中医经验方

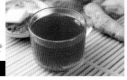

姜茶饮

- 生姜片10克,茶叶3克,红糖少许,泡水代茶饮。
- 改善小儿胃肠功能,减轻腹泻症状。

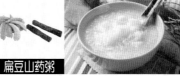

扁豆山药粥

- 扁豆、粳米各50克,山药60克,薏米30克,盐少许,煮粥食用。
- 增强小儿抵抗力,修复胃肠道功能。

小儿遗尿

症状

小儿睡梦中小便自遗，醒后方觉，多见于3岁以上的儿童。

【病症简介】

3岁以上的小儿一个月内尿床次数达到3次以上，就属于不正常了，医学上称之为"遗尿症"，一般是男孩多于女孩。预防小儿遗尿应从小为儿童建立良好的作息制度，掌握其夜间排尿规律，培养其生活自理能力。

艾灸疗法

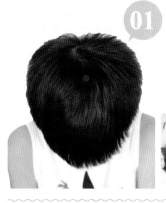

01 温和灸百会

用艾条温和灸法灸治百会穴10分钟，以局部感觉温热舒适而不灼烫为度。

『穴位定位』

位于头部，当前发际正中直上5寸，或两耳尖连线的中点处。

艾盒灸关元

将燃着的艾灸盒放于关元穴上灸治10分钟，以穴位上皮肤潮红为度。

02

『穴位定位』

位于下腹部，前正中线上，脐下3寸处。

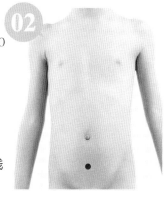

03 艾盒灸命门

将燃着的艾灸盒放于命门穴上灸治10分钟，以穴位上皮肤潮红为度。

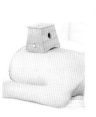

『穴位定位』

位于腰部，后正中线上，第二腰椎棘突下凹陷中。

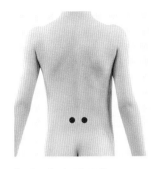
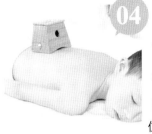

04 艾盒灸肾俞

点燃艾灸盒放于肾俞穴上灸治10 ~ 15分钟，以穴位上皮肤潮红为度。

『穴位定位』

位于腰部，第二腰椎棘突下，旁开1.5寸。

【专家解析】

百会总督一身之阳，其脉上达于脑，下连足太阳膀胱经，能达到升举收摄之效；肾俞补益肾气，命门温补肾阳，艾灸此二穴可增收涩固脱之力；关元为足三阴交会穴，疏调脾、肝、肾而止遗尿。

随证加穴艾灸

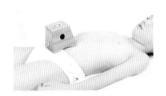
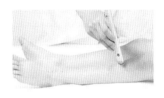
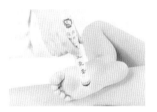

①肾气不足型 + 气海

典型特征： 面色淡白，精神不振，反应迟钝，白天小便亦多，甚或形寒肢冷，腰腿乏力。

艾灸： 将艾灸盒放于气海穴上灸10分钟。

②肺脾气虚型 + 足三里

典型特征： 疲劳后尿床，面色无华，神疲乏力，少气懒言，大便溏薄。

艾灸： 用艾条回旋灸法灸治足三里穴10分钟。

③下焦湿热型 + 涌泉

典型特征： 尿频量少，尿黄腥臭，外阴瘙痒，夜梦纷纭，急躁易怒。

艾灸： 用艾条回旋灸法灸治涌泉穴10分钟。

✚ 老中医经验方

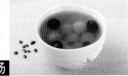

荔枝扁豆汤

- 取荔枝肉30克，炒扁豆15克，红枣2个，煲汤食用。
- 本品适用于脾气虚弱型小儿遗尿。

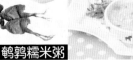

鹌鹑糯米粥

- 取鹌鹑4只，糯米50克，白酒、葱白各少许，煮粥食用。
- 本品适用于肾虚多尿。

小儿哮喘

症状 反复发作性喘息、呼吸困难、气促、胸闷或咳嗽等。

【病症简介】

小儿哮喘是小儿时期常见的慢性呼吸系统疾病，主要以呼吸困难为特征。本病常反复发作，迁延难愈，病因较为复杂，通常发病常与环境因素有关。本病部分小儿为基因遗传性疾病，约 20% 患儿有家族史。

艾灸疗法

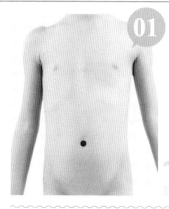

01 艾盒灸神阙

将燃着的艾灸盒放于神阙穴上灸治 10 ~ 15 分钟，以患儿感觉局部皮肤温热舒适为度。

『穴位定位』
位于腹中部，脐中央。

温和灸肺俞 02

用艾条温和灸法灸治肺俞穴 10 ~ 15 分钟，以局部感觉温热舒适为度。

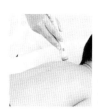

『穴位定位』
位于背部，当第三胸椎棘突下，旁开 1.5 寸。

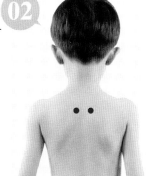

03 温和灸天突

用艾条温和灸法灸治天突穴 10 ~ 15 分钟，以局部感觉温热舒适为度。

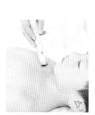

『穴位定位』
位于颈部，当前正中线上，胸骨上窝中央（胸骨柄上窝凹陷处）。

【病症简介】

　　小儿流涎症，俗称"流口水"，是一种唾液增多的症状，多见于6个月至1岁半左右的小儿。此外，小儿初生时唾液腺尚未发育好，也会流涎，若孩子超过6个月时还流涎，应考虑是病理现象。

艾灸疗法

艾盒灸脾俞

将艾灸盒放于脾俞穴上灸治15～20分钟，以局部感觉温热舒适为度。

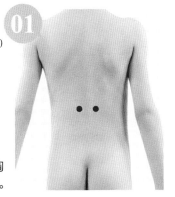

01

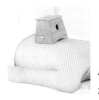

『穴位定位』

位于背部，当第十一胸椎棘突下，旁开1.5寸。

02 温和灸合谷

用艾条温和灸法灸治合谷穴10分钟。对侧以同样的方法操作。

『穴位定位』

位于手背，第一、二掌骨间，当第二掌骨桡侧的中点处。

温和灸足三里

用艾条温和灸法灸治足三里穴10分钟。对侧以同样的方法操作。

03

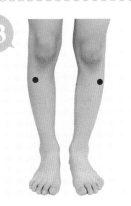

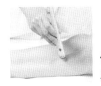

『穴位定位』

位于小腿前外侧，当犊鼻下3寸，距胫骨前缘一横指（中指）。

艾灸祛病
07

小儿流涎

症状

流口水较多，多发生于小儿断奶前后。

小儿惊风

【病症简介】

小儿惊风又称"小儿惊厥"，是婴幼儿时期常见的一种急重病症。年龄越小，发病率越高。但凡发病往往比较凶险，变化快，威胁生命。小儿惊风以清热、豁痰、镇惊、熄风为治疗原则。

艾灸疗法

01 **雀啄灸百会**

用艾条雀啄灸法灸治百会穴10分钟，以感觉温热而不灼烫为度。

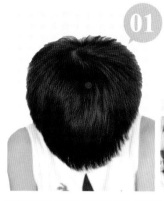

『穴位定位』

位于头部，当前发际正中直上5寸，或两耳尖连线的中点处。

回旋灸神门 02

用艾条回旋灸法来回灸治神门穴10～15分钟。对侧以同样的方法操作。

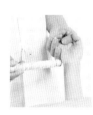

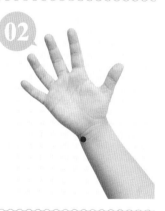

『穴位定位』

位于腕部，腕掌侧横纹尺侧端，尺侧腕屈肌腱的桡侧凹陷处。

03 **雀啄灸合谷**

用艾条雀啄灸法灸治合谷穴10分钟，以局部温热而不灼烫为度。

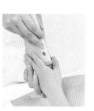

『穴位定位』

位于手背，第一、二掌骨间，当第二掌骨桡侧的中点处。

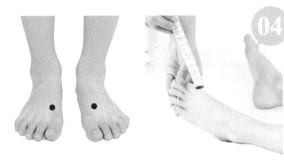

04 雀啄灸太冲

用艾条雀啄灸法灸治太冲穴10分钟,以感觉温热而不灼烫为度。

『穴位定位』

位于足背侧,当第一跖骨间隙的后方凹陷处。

【专家解析】

百会为督脉腧穴,可开窍镇惊,醒神启闭;神门可镇惊宁神;合谷、太冲两穴合用谓之"四关",可通行气血,熄风镇惊。

注意:发热,痰多色黄,呼吸急促,便秘,目瞪发呆的痰热内蕴型,不宜艾灸。

随证加穴艾灸

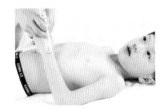 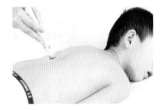 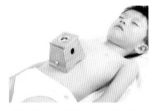

①外感时邪型 + 外关	②暴受惊恐型 + 胆俞	③乳食积滞型 + 中脘
典型特征: 发病急骤,高热头痛,面红唇赤,烦躁不安,继而神志昏迷,脊背强直,四肢抽搐,两目上视。	**典型特征:** 夜寐不安,躁动抽搐或昏睡不醒,频频惊叫,醒后啼哭,惊惕频作,面色乍青乍赤。	**典型特征:** 发于饱食、过食之后,脘腹胀满,呕吐,便秘,目瞪视呆,昏厥不省,呼吸短促,气息室塞。
艾灸: 用艾条雀啄灸法灸10分钟。	**艾灸:** 用艾条温和灸法灸治胆俞穴10分钟。	**艾灸:** 将艾灸盒放于中脘穴上灸治10分钟。

✚ 老中医经验方

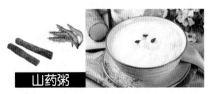 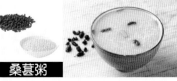

- 山药30克,对虾1～2个,粳米50克,盐少许,煮粥食用。
- 此粥有镇静作用,对小儿惊风有效。

- 桑葚30克,糯米或粳米50克,冰糖适量,煮粥食用。
- 此粥补血滋阴,生津止渴,润肠通便。

小儿厌食

症状

小儿长时间食欲减退或消失，以进食量减少为特征。

【病症简介】

小儿厌食症是一种慢性消化性功能紊乱综合征。常见于 1 ~ 6 岁的小儿，因不喜进食很容易导致小儿营养不良、贫血、佝偻病及免疫力低下等病症，严重者还会影响患儿身体和智力的发育。

艾灸疗法

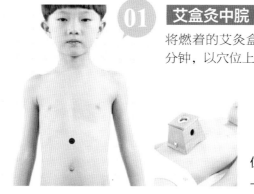

01 **艾盒灸中脘**

将燃着的艾灸盒放于中脘穴上灸治 10 分钟，以穴位上皮肤潮红为度。

『穴位定位』

位于上腹部，前正中线上，当脐上 4 寸处。

温和灸足三里

用艾条温和灸法灸治足三里穴 10 分钟。对侧以同样的方法操作。

02

『穴位定位』

位于小腿前外侧，当犊鼻下 3 寸，距胫骨前缘一横指（中指）。

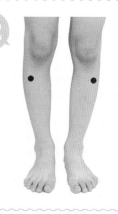

03 **艾盒灸脾俞**

将燃着的艾灸盒放于脾俞穴上灸治 10 分钟，以穴位上皮肤潮红为度。

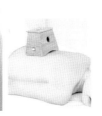

『穴位定位』

位于背部，当第十一胸椎棘突下，旁开 1.5 寸。

.小儿厌食.
艾灸疗法扫扫看

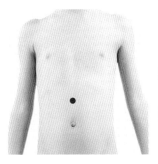
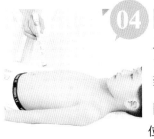

04 **温和灸建里**

用艾条温和灸法灸治建里穴10 ~ 15分钟，以局部感觉温热舒适为度。

『**穴位定位**』

位于上腹部，前正中线上，当脐中上3寸。

【专家解析】

　　中脘、建里疏调脘腹经气，以助胃纳和脾之运化；足三里是足阳明胃经合穴，可和胃健脾，补养气血；脾俞为脾之背俞穴，灸之温阳健脾和胃。

随证加穴艾灸

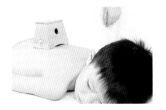

①脾胃气虚型 + 胃俞

典型特征： 面色萎黄，神疲乏力，大便多不成形或夹有未消化食物。

艾灸： 将艾灸盒放于胃俞穴上灸治10分钟。

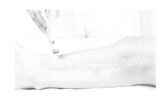

②胃阴不足型 + 三阴交

典型特征： 面色萎黄，口干，多饮甚至每食必饮，烦热不安，便干溲赤，舌红，苔净或花剥。

艾灸： 用艾条温和灸法灸10分钟。

③肝旺脾虚型 + 太冲

典型特征： 好动多啼，性躁易怒，睡眠中咬齿磨牙，便溏溲少，舌光，苔净。

艾灸： 用艾条雀啄灸法灸治太冲穴10分钟。

✚ 老中医经验方

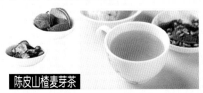

陈皮山楂麦芽茶

- 山楂50克，陈皮10克，麦芽15克，泡水分数次饮用。
- 此茶可健脾养胃，助消化。

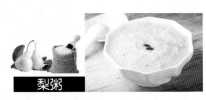

梨粥

- 鲜梨3个，粳米100克，薏米10克，煮粥食用。
- 此粥主治小儿胃津不足引起的厌食。

艾灸
祛病
10

小儿疳积

症状

疲乏无力、面黄肌瘦、烦躁爱哭、食欲不振、体重减轻、毛发干枯等。

【病症简介】

小儿疳积是由进食不规律或由多种疾病因素影响所导致的慢性营养障碍性疾病，常见于 1～5 岁儿童，严重者可影响智力发育。预防此病，婴儿不宜乳食过饱、过早断奶；儿童不宜过多食用油腻、生冷、甜食等。

艾灸疗法

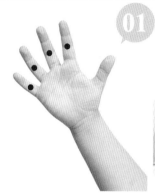

01 回旋灸四缝

用艾条回旋灸法灸治四缝穴 10 分钟。对侧以同样的方法操作。

『穴位定位』

位于第二至第五指掌面，近端指关节的中央，一侧四穴。

温和灸足三里

用艾条温和灸法灸治足三里穴 10 分钟。对侧以同样的方法操作。

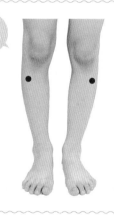

02

『穴位定位』

位于小腿前外侧，当犊鼻下 3 寸，距胫骨前缘一横指（中指）。

03 温和灸公孙

用艾条温和灸法灸治公孙穴 10 分钟。对侧以同样的方法操作。

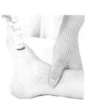

『穴位定位』

位于足内侧缘，当第一跖骨基底的前下方。

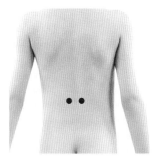
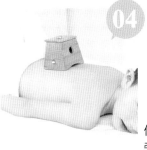

04 艾盒灸脾俞

将燃着的艾灸盒放于脾俞穴上灸治 10 分钟，以穴位上皮肤潮红为度。

『穴位定位』

位于背部，当第十一胸椎棘突下，旁开 1.5 寸。

【专家解析】

四缝是治疗疳积的经验效穴，现代研究表明，刺激四缝能增强多种消化酶的活性；中脘乃胃募、腑会穴，足三里是胃之合穴，合脾之背俞穴脾俞共奏健运脾胃，益气养血，通调腑气，理气消疳之功，以助小儿发育。

随证加穴艾灸

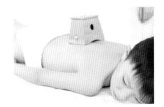
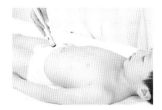
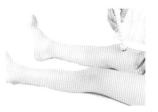

①疳气型 + 胃俞

典型特征： 食欲不振或食多便多，大便干稀不调，形体略见消瘦，面色稍显萎黄，多见于本病初期。

艾灸： 将艾灸盒放于胃俞穴上灸治 10 分钟。

②疳积型 + 天枢

典型特征： 食欲减退或善食易饥，大便下虫，形体消瘦，毛发稀疏易落，脘腹胀大等，多见于本病中期。

艾灸： 用艾条温和灸法灸 10 分钟。

③干疳型 + 血海

典型特征： 极度消瘦，皮包骨头，皮肤干枯有皱纹，呈老人貌，腹凹如舟，或肢体水肿等，多见于本病后期。

艾灸： 用艾条温和灸法灸 10 分钟。

✚ 老中医经验方

莱菔子茶

- 莱菔子 6 克（萝卜籽），开水冲服。
- 本品有消食理气宽中的作用，可以缓解小儿疳积。

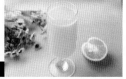

橙子煎

- 橙子 1 个，蜂蜜适量。橙子冲泡用，调入适量蜂蜜。
- 本品可消食化痰，对小儿疳积有用。

小儿消化不良

（症状）

餐后饱胀、进食量少，偶有呕吐、哭闹不安等。

小儿消化不良
艾灸疗法扫扫看

【病症简介】

小儿消化不良是由饮食不当或非感染性因素引起的小儿肠胃疾患。消化不良会导致营养摄入不足，对小儿生长发育造成一定影响。平时要让小儿养成良好的进食习惯，比如进食不宜过饱，按时就餐，多吃蔬菜、水果等。

艾灸疗法

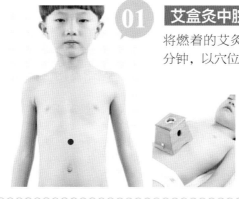

01 艾盒灸中脘

将燃着的艾灸盒放于中脘穴上灸治10分钟，以穴位上皮肤潮红为度。

『穴位定位』

位于上腹部，前正中线上，当脐上4寸处。

温和灸足三里

用艾条温和灸法灸治足三里穴10分钟。对侧以同样的方法操作。

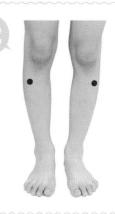

02

『穴位定位』

位于小腿前外侧，当犊鼻下3寸，距胫骨前缘一横指（中指）。

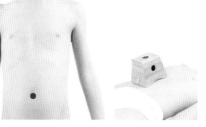

03 艾盒灸神阙

将燃着的艾灸盒放于神阙穴上灸治10分钟，以穴位上皮肤潮红为度。

『穴位定位』

位于腹中部，脐中央。

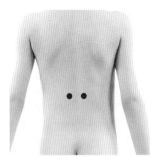
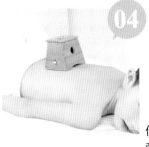

04 **艾盒灸脾俞**

点燃艾灸盒放于脾俞穴上灸治 10 ~ 15 分钟。

『穴位定位』

位于背部，当第十一胸椎棘突下，旁开 1.5 寸。

【专家解析】

中脘疏调脘腹经气，以助胃纳和脾之运化；足三里是足阳明胃经合穴，脾俞为脾之背俞穴，两者合用，可以和胃健脾，消食化积；神阙灸之可温暖整个脘腹，以助行气消滞。

随证加穴艾灸

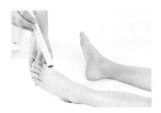

①**肝气犯胃型** + **太冲**

典型特征： 胃脘胀痛，脘痛连胁，胸脘痞满，食少不化，喜叹息，烦躁易怒随情志因素而变化。

艾灸： 用艾条温和灸法灸 10 分钟。

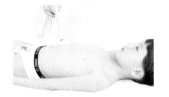

②**饮食停滞型** + **建里**

典型特征： 脘腹胀满，嗳腐吞酸，纳呆恶心，或呕吐未消化食物，舌苔厚腻。

艾灸： 用艾条温和灸法灸 10 分钟。

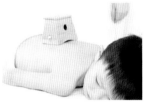

③**脾胃虚弱型** + **胃俞**

典型特征： 胃脘痞满，嗳气，不思饮食，口淡无味，四肢乏力沉重，腹胀腹泻。

艾灸： 将艾灸盒放于胃俞穴上灸治 10 分钟。

✚ 老中医经验方

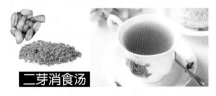

二芽消食汤

- 取生谷芽、麦芽各 15 克，煎水，饭后代茶饮。
- 此茶适用于脾胃虚弱型消化不良。

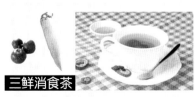

三鲜消食茶

- 鲜山楂 20 克，鲜白萝卜 30 克，鲜橘皮 5 克，冰糖适量，煎汤饮用。
- 本品适用于小儿乳食停滞及疳积。

小儿肥胖

症状

小儿明显超重与脂肪层过厚。

【病症简介】

小儿肥胖是指小儿体重超过同性别、同年龄健康儿童，体内脂肪，尤其是甘油三酯积聚过多而导致的一种状态。本症状是由于食物摄入过多或机体代谢改变而导致体内脂肪积聚过多，造成小儿体重过度增长。

艾灸疗法

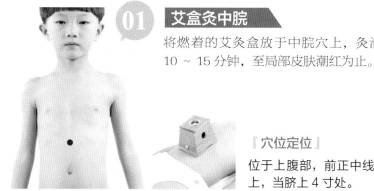

01

艾盒灸中脘

将燃着的艾灸盒放于中脘穴上，灸治10～15分钟，至局部皮肤潮红为止。

『穴位定位』

位于上腹部，前正中线上，当脐上4寸处。

艾盒灸关元

将燃着的艾灸盒放于关元穴上，灸治10～15分钟，至局部皮肤潮红为止。

02

『穴位定位』

位于下腹部，前正中线上，当脐中下3寸。

03

温和灸足三里

用艾条温和灸法灸治足三里穴10～15分钟。对侧以同样的方法操作。

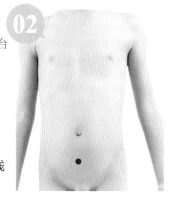

『穴位定位』

位于小腿前外侧，当犊鼻下3寸，距胫骨前缘一横指（中指）。

小儿肥胖
艾灸疗法扫扫看

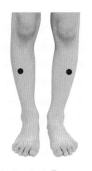

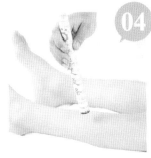

04 温和灸上巨虚

用艾条温和灸法灸治上巨虚穴
10 ~ 15 分钟。对侧以同样的
方法操作。

『穴位定位』

位于小腿前外侧，当犊鼻下6寸，
距胫骨前缘一横指（中指）。

【专家解析】

　　肥胖之症多责之脾胃肠腑。中脘乃胃募、腑会，上巨虚为大肠之下合穴，两穴合用可
通利肠腑，降浊消脂；足三里可和胃化痰除湿；关元可温阳化湿祛脂。

注意：体质肥胖，食欲亢进，急躁易怒，怕热多汗，便秘，尿短黄的胃肠腑热型，不宜艾灸。

随证加穴艾灸

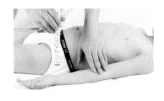

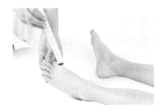

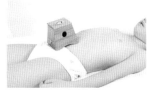

①痰湿闭阻型 + 内关

典型特征： 肥胖以面、颈
部为甚，按之松弛，头身
沉重，心悸气短，胸腹满闷，
大便黏滞，间或溏薄等。

艾灸： 用艾条温和灸法灸
治内关穴 10 ~ 15 分钟。

②肝郁气滞型 + 太冲

典型特征： 胸胁胀满，连
及胸部和脘腹，时有微痛，
走窜不定，每因情志变化而
增减，喜叹息，纳呆食少等。

艾灸： 用艾条温和灸法灸
10 ~ 15 分钟。

③脾肾阳虚型 + 气海

典型特征： 尿频，小便多，
肢体倦怠，腰腿酸软，面
足水肿，纳差腹胀，大便
溏薄。

艾灸： 将艾灸盒放于气海
穴灸 10 ~ 15 分钟。

✚ 老中医经验方

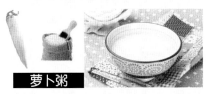

萝卜粥

- 大萝卜1个，粳米150克，煮粥食用。

- 此粥可下气消食，除痰润肺，促进
脂肪代谢，常食可减肥。

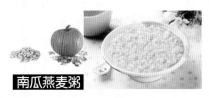

南瓜燕麦粥

- 燕麦150克，南瓜200克，白糖或
精盐适量，煮粥食用。

- 此粥食后易引起饱胀感，常食可减肥。

小儿便秘

症状

患儿一周内排便次数少于 3 次，便量减少，粪质干结。

【病症简介】

新生儿正常排便为出生一周后一天排便 4 ~ 6 次，3 ~ 4 岁的小儿排便次数一天 1 ~ 2 次为正常。小儿便秘严重者可影响到儿童的记忆力和智力发育，还可能导致遗尿、大小便失禁等症状。

艾灸疗法

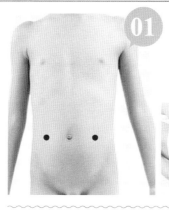

01 艾炷灸大横

涂抹适当的凡士林后，将燃着的艾炷粘置在大横穴上灸治 3 ~ 4 壮。

『穴位定位』

位于腹中部，距脐中 4 寸处。

温和灸支沟

用艾条温和灸法灸治支沟穴 10 分钟。对侧以同样的方法操作。

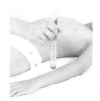

『穴位定位』

位于前臂，当阳池穴与肘尖的连线上，腕背横纹上 3 寸。

03 温和灸上巨虚

用艾条温和灸法灸治上巨虚穴 10 分钟。对侧以同样的方法操作。

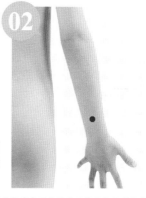

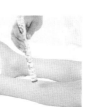

『穴位定位』

位于小腿前外侧，当犊鼻下 6 寸，距胫骨前缘一横指（中指）。

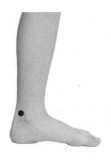
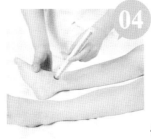

04 温和灸太溪

用艾条温和灸法灸治太溪穴 10 分钟。对侧以同样的方法操作。

『穴位定位』

位于足内侧，内踝后方与脚跟骨筋腱之间的凹陷处。

【专家解析】

支沟、太溪合用为治疗便秘之经验效穴，支沟调理三焦气机以通腑气，太溪养阴以增液行舟；上巨虚可通调大肠腑气；大横灸之可温中散寒，调理肠胃。

注意：大便干结，面红身热，口干口臭，小便短赤的热证便秘不宜艾灸。

随证加穴艾灸

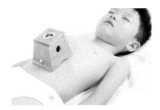
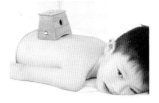

①气秘型＋中脘

典型特征： 大便秘结，欲便不得，腹痛连及两胁，得矢气或便后则舒，嗳气频作或喜叹息。

艾灸： 将艾灸盒放于中脘穴灸 10 ～ 15 分钟。

②冷秘型＋神阙

典型特征： 大便秘结，腹部拘急冷痛，拒按，手足不温。

艾灸： 将艾灸盒放于神阙穴灸 10 ～ 15 分钟。

③虚秘型＋脾俞

典型特征： 虽有便意但排便不畅，或数日无便却腹无所苦，临厕努挣乏力，心悸气短，面色无华。

艾灸： 将艾灸盒放于脾俞穴上灸 10 ～ 15 分钟。

✚ 老中医经验方

红薯粥

- 取新鲜红薯 250 克，粳米 60 克，白糖适量，煮粥食用。
- 此粥可补血暖胃，改善小儿便秘。

润肠板栗燕麦粥

- 板栗肉、小米各 50 克，燕麦 70 克，冰糖 20 克，煮粥食用。
- 此粥可健脾，促消化，治疗小儿便秘。

小儿湿疹

症状

密集粟粒样大小丘疹、丘疱疹或水疱，瘙痒，破后形成糜烂面。

【病症简介】

小儿湿疹是一种变态反应性皮肤病，即平常说的过敏性皮肤病。患有湿疹的小儿起初皮肤发红，出现皮疹，继之皮肤脱屑，遇热、遇湿都可使湿疹表现显著。一般发生于2～6个月的婴儿。

艾灸疗法

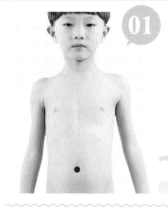

01 艾盒灸神阙

将燃着的艾灸盒放于神阙穴上灸治10分钟，以穴位上皮肤潮红为度。

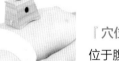

『穴位定位』

位于腹中部，脐中央。

温和灸足三里 02

用艾条温和灸法灸治足三里穴10分钟。对侧以同样的方法操作。

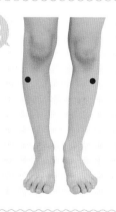

『穴位定位』

位于小腿前外侧，当犊鼻下3寸，距胫骨前缘一横指（中指）。

03 温和灸三阴交

用艾条温和灸法灸治三阴交穴10分钟。对侧以同样的方法操作。

『穴位定位』

位于小腿内侧，当足内踝尖上3寸，胫骨内侧缘后方。

小儿湿疹
艾灸疗法扫扫看

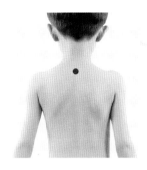
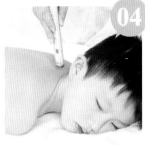

04 温和灸大椎

用艾条温和灸法灸大椎穴，时间为 10 ~ 15 分钟，以穴位上皮肤潮红为度。

『穴位定位』

位于背部后正中线上，第七颈椎棘突下凹陷中。

【专家解析】

神阙温补下焦元气，利湿化痰；足三里既能健脾化湿，又能补益气血，标本兼顾；三阴交运脾化湿，除肌肤之湿热；大椎清热解毒，补虚宁神。四穴合用，除湿祛疹效果更佳。
注意：皮损潮红灼热，粟疹成片或水疱密集，伴身热，便秘尿赤的湿热浸淫型不宜艾灸。

随证加穴艾灸

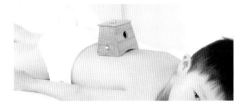

①脾虚湿蕴型 + 脾俞

典型特征：发病较缓，皮损潮红，瘙痒，抓后糜烂，可见鳞屑，伴纳少神疲，腹胀，便溏。

艾灸：将艾灸盒放于脾俞穴上灸 10 分钟，以局部感觉温热舒适为度。

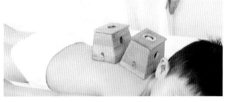

②血虚风燥型 + 膈俞

典型特征：反复发作，皮损色暗或色素沉着，粗糙肥厚，呈苔藓样变，剧痒，伴头昏乏力，腰酸肢软。

艾灸：将艾灸盒放于膈俞穴及上背部灸 10 分钟，以局部感觉温热舒适为度。

✚ 老中医经验方

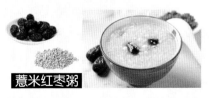

薏米红枣粥

- 红枣 10 个，薏米 30 克，大米 60 克，红糖适量，煮粥食用。
- 此粥可以活血补血，治疗慢性湿疹。

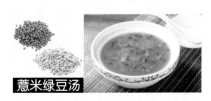

薏米绿豆汤

- 绿豆、薏米各 30 克，白糖适量，煮汤食用。
- 此汤可以清热泻火，治疗急性湿疹。

小儿多动症

症状

注意力不集中、小动作不断、情绪激动、虐待动物等。

【病症简介】

小儿多动症即注意缺陷多动症，与同龄儿童相比，患儿有明显的注意力不集中、易受干扰、活动过度等特征。小儿多动症是儿童时期最常见的行为障碍，通常于 6 岁前起病，很多患儿症状可持续到青春期。

艾灸疗法

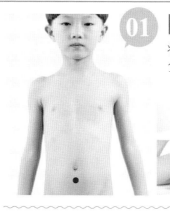

01 艾盒灸气海

将燃着的艾灸盒放于气海穴位上灸治10 分钟，以穴位上皮肤潮红为度。

『穴位定位』

位于下腹部，前正中线上，脐下 1.5 寸处。

温和灸四神聪

用艾条温和灸法灸治四神聪穴 10 分钟，以局部感觉温热舒适为度。

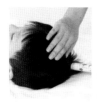

02

『穴位定位』

位于头顶部，当百会前后左右各 1 寸，共四穴。

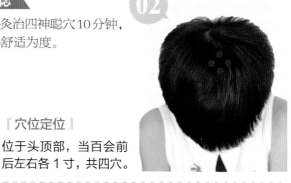

03 温和灸内关

用艾条温和灸法灸治内关穴 10 分钟，以局部感觉温热舒适为度。

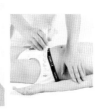

『穴位定位』

位于前臂掌侧，当曲泽与大陵的连线上，腕横纹上 2 寸，掌长肌腱与桡侧腕屈肌腱之间。

【病症简介】

对于生理性盗汗一般不主张药物治疗，而是采取相应的措施，去除生活中导致高热的因素。中医认为，汗为心液，若盗汗长期不止，心肾元气耗伤将十分严重，常用的治法有健脾益气，扶正固表，益气养阴。

艾灸疗法

艾盒灸神阙

将燃着的艾灸盒放于神阙穴上灸治10分钟，以穴位上皮肤潮红为度。

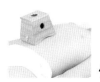

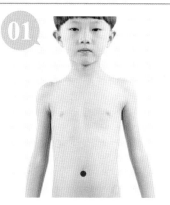

『穴位定位』
位于腹中部，脐中央。

艾盒灸命门

将燃着的艾灸盒放于命门穴上灸治10分钟，以穴位上皮肤潮红为度。

『穴位定位』
位于腰部，第二腰椎与第三腰椎棘突之间。

温和灸涌泉

用艾条温和灸法灸治涌泉穴10～15分钟。对侧以同样的方法操作。

『穴位定位』
位于足底部，约当足底二、三趾趾缝纹头端与足跟连线的前 1/3 与后 2/3 交点上。

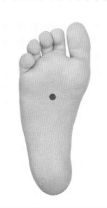

艾灸祛病
16

小儿盗汗

症状

小儿在熟睡时全身出汗，醒则汗停。

小儿盗汗
艾灸疗法扫扫看

小儿荨麻疹

症状

当小儿接触过敏原后，出现红斑和风团。

【病症简介】

小儿荨麻疹是一种常见的过敏性皮肤病，引起荨麻疹的原因很多，细菌、病毒、寄生虫都可以成为过敏原，花粉、灰尘、化学物质，甚至有的食物也能成为过敏原。

艾灸疗法

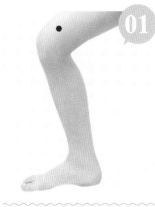

01 温和灸血海

用艾条温和灸法灸治血海穴10分钟。对侧以同样的方法操作。

『穴位定位』

屈膝，大腿内侧面，髌底内侧端上2寸，股四头肌内侧头的隆起处。

温和灸足三里 02

用艾条温和灸法灸治足三里穴10分钟。对侧以同样的方法操作。

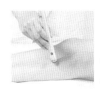

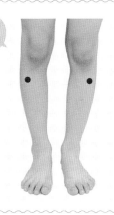

『穴位定位』

位于小腿前外侧，当犊鼻下3寸，距胫骨前缘一横指（中指）。

03 温和灸三阴交

用艾条温和灸法灸治三阴交穴10分钟，以局部皮肤潮红发热为度。对侧以同样的方法操作。

『穴位定位』

位于小腿内侧，当足内踝尖上3寸，胫骨内侧缘后方。

小儿荨麻疹
艾灸疗法扫扫看

现代人承担了越来越多的高负荷工作，身体负担增加，再加上不规律的生活饮食还有穿衣习惯，冬不着棉衣而寒易侵体，常食不暖之食而寒胃。久而久之，越来越多的现代女性和男性出现了身体不适的症状，诸多由于寒冷而引起的亚健康问题，甚至部分人群还出现了盆腔炎、附件炎症、习惯流产、阳痿、遗精等疾病。

PART 5 两性病，有「艾」就不怕

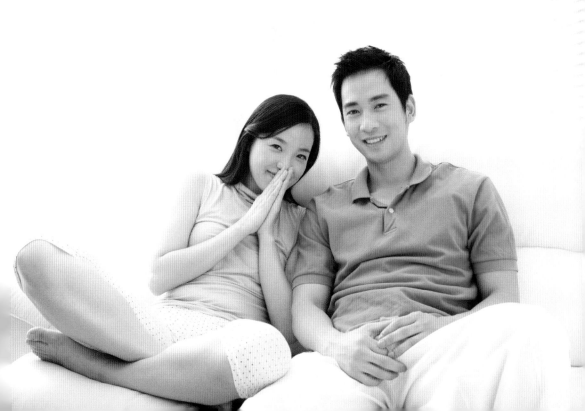

月经不调

症状

月经周期异常改变，并伴有经量、经色、经质的异常。

月经不调
艾灸疗法扫扫看

【病症简介】

月经是机体由于受垂体前叶及卵巢内分泌激素的调节而呈现的有规律的周期性子宫内膜脱落现象。如垂体前叶或卵巢功能异常，就会发生月经不调。

艾灸疗法

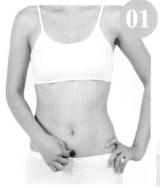

01 艾盒灸关元

点燃艾灸盒放于关元穴上灸治10分钟，以局部皮肤潮红发热为度。

『穴位定位』

位于下腹部，前正中线上，当脐中下3寸。

艾盒灸气海

点燃艾灸盒放于气海穴上灸治10分钟，以局部皮肤潮红发热为度。

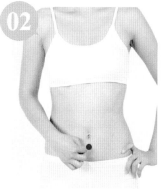

02

『穴位定位』

位于下腹部，前正中线上，当脐中下1.5寸。

03 温和灸三阴交

用艾条温和灸法灸治三阴交穴5～10分钟。对侧以同样的方法操作。

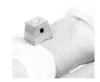

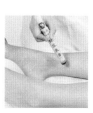

『穴位定位』

位于小腿内侧，当足内踝尖上3寸，胫骨内侧缘后方。

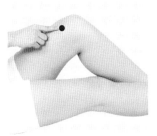
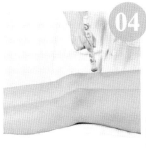

04 温和灸血海

用艾条温和灸法灸治血海穴 10 分钟。对侧以同样的方法操作。

『穴位定位』

屈膝，位于大腿内侧，髌底内侧端上 2 寸，当股四头肌内侧头的隆起处。

【专家解析】

冲任失调是本病的主要病机，关元是调理冲任的要穴；血海、三阴交均属脾经，为妇科理血调经要穴；气海可益气助阳，调经固经，正好对症。

注意：经期提前，量多，色深红或紫红，大便秘结，舌红苔黄的血热实证型不宜艾灸。

随证加穴艾灸

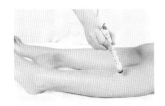

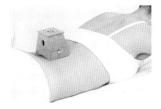

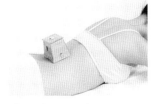

①气血亏虚型 + 足三里

典型特征： 月经量少，色淡质稀，神疲肢倦，小腹空坠隐痛，头晕眼花，心悸少眠，食少便溏。

艾灸： 用艾条温和灸法灸 10 分钟。

②肾虚型 + 肾俞

典型特征： 经期或前或后，月经量少、色淡、质稀，头晕耳鸣，腰骶酸痛。

艾灸： 点燃艾灸盒放于肾俞穴上灸治 15 分钟。

③血寒型 + 命门

典型特征： 经期错后，月经量少，色暗红、有血块，小腹冷痛，得热痛减，畏寒肢冷。

艾灸： 将艾灸盒放于命门穴灸 15 ~ 20 分钟。

✚ 老中医经验方

当归调经茶

- 红茶 2 克，当归 10 克，泡茶饮用。
- 此方能补血活血，调经止痛，对治疗月经不调有很好的疗效。

益母草红糖调经茶

- 益母草 60 克，红糖 50 克，煮汤饮用。
- 此方对月经量少、小腹胀痛有良好的疗效。

带下病

（症状）

阴道绵绵不断流出如涕如脓、气味臭秽的浊液。

【病症简介】

　　带下病指阴道分泌多量或少量的白色分泌物，有臭味及异味，色泽异常，常与生殖系统局部炎症、肿瘤或身体虚弱等因素有关。中医学认为本病多因湿热下注或气血亏虚，致带脉失约，冲任失调而成。

艾灸疗法

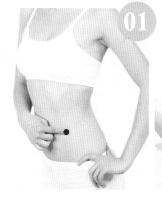

01 温和灸带脉

用艾条温和灸法灸治带脉穴10分钟，以局部皮肤潮红发热为度。对侧以同样的方法操作。

『穴位定位』

位于侧腹部，章门下1.8寸，当第十一肋骨游离端下方垂线与脐水平线的交点上。

艾盒灸关元

点燃艾灸盒放于关元穴上灸治10 ~ 15分钟，至患者感觉局部皮肤温热舒适而不灼烫为度。

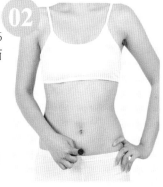

『穴位定位』

位于下腹部，前正中线上，当脐中下3寸。

03 温和灸三阴交

用艾条温和灸法灸治三阴交穴10分钟，以局部皮肤潮红发热为度。对侧以同样的方法操作。

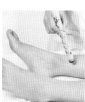

『穴位定位』

位于小腿内侧，当足内踝尖上3寸，胫骨内侧缘后方。

.带下病.
艾灸疗法扫扫看

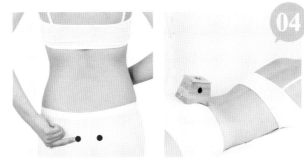

04 艾盒灸白环俞

点燃艾灸盒放于白环俞穴上灸治 10 ~ 15 分钟，至患者感觉局部皮肤温热舒适而不灼烫为度。

『穴位定位』

位于骶部，当骶正中嵴旁 1.5 寸，平第四骶后孔。

【专家解析】

带脉穴是带脉经气所过之处，有理下焦，调经血，止带下的功效；关元、三阴交调理脾、肝、肾；白环俞可调下焦之气，利下焦湿邪，有利湿止带的作用。

注意：带下量多、色黄、黏稠、有臭气，伴胸闷，小便短赤等湿热下注型不宜艾灸。

随证加穴艾灸

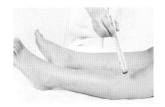

①脾虚湿困型 + 足三里

典型特征： 带下量多，色白或淡黄，质稀薄，无臭味，绵绵不断，神疲倦怠，四肢不温，食少便溏。

艾灸： 用艾条温和灸法灸 10 分钟。

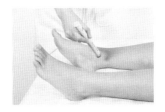

②肾阴亏虚型 + 太溪

典型特征： 带下量多，色黄或赤白相兼，质稠有臭味，阴部干涩不适或灼热，腰膝酸软，失眠多梦等。

艾灸： 用艾条温和灸法灸 10 分钟。

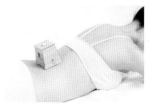

③肾阳不足型 + 命门

典型特征： 带下量多，淋漓不断，色白清冷，稀薄如水，畏寒肢冷，小腹冷痛，小便频数，夜间尤甚。

艾灸： 点燃艾灸盒放于命门穴灸 10 ~ 15 分钟。

✚ 老中医经验方

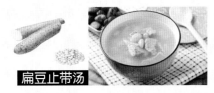

扁豆止带汤

- 白扁豆、淮山各 30 克，瘦肉 50 克，煮汤食用。
- 此方对白带过多者效果良好。

莲子芡实粥

- 莲子、芡实各 100 克，鲜荷叶、糯米各 50 克，煮粥，可加糖调味。
- 此方可补脾利湿，益肾涩精止带。

艾灸
祛病
03

痛经

（症状）

经期或行经前后小腹疼痛，伴有恶心、呕吐、腹泻，甚则昏厥。

痛经
艾灸疗法扫扫看

【病症简介】

痛经又称"月经痛"。其发病原因常与精神因素、内分泌及生殖器局部病变有关。中医认为本病多因情志郁结，或经期受寒饮冷，以致经血滞于胞宫，或体质虚弱，胞脉失养引起疼痛。

艾灸疗法

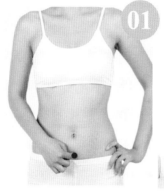

01

艾盒灸关元

点燃艾灸盒放于关元穴上灸治10～15分钟，以局部皮肤潮红发热为度。

『穴位定位』

位于下腹部，前正中线上，当脐中下3寸。

温和灸三阴交

用艾条温和灸法灸治三阴交穴10分钟。对侧以同样的方法操作。

02

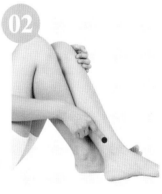

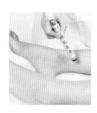

『穴位定位』

位于小腿内侧，当足内踝尖上3寸，胫骨内侧缘后方。

03

艾盒灸八髎

将燃着的艾灸盒固定在八髎穴上施灸10分钟，以局部皮肤潮红发热为度。

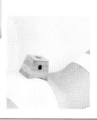

『穴位定位』

位于腰骶孔处，分为上髎、次髎、中髎、下髎，左右共八个，分别在第一、二、三、四骶后孔中。

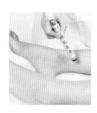

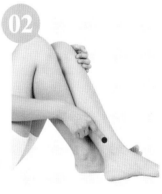

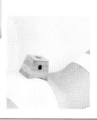

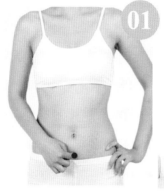

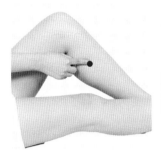
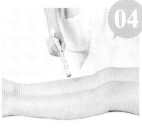

04 温和灸地机

用艾条温和灸法灸治地机穴 10 分钟。对侧以同样的方法操作。

『穴位定位』

位于小腿内侧,当内踝尖与阴陵泉的连线上,阴陵泉下 3 寸。

【专家解析】

关元通于胞宫,与足三阴经交会,灸之温经散寒,调补冲任;三阴交穴为足三阴经的交会穴,调理脾、肝、肾;八髎调经止痛,补肾壮阳;地机穴为足太阴脾经郄穴,足太阴脾经循于少腹部,阴经郄穴治血证,可调血通经止痛。

随证加穴艾灸

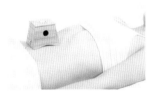
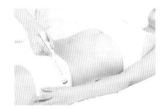
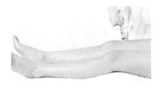

①寒湿凝滞型 + 神阙

典型特征: 经前或经期小腹冷痛,得热则舒,经血量少,色紫暗有块,伴形寒肢冷,小便清长。

艾灸: 将点燃的艾灸盒放于肚脐上灸 10 ~ 15 分钟。

②气滞血瘀型 + 合谷

典型特征: 经前或经期小腹胀痛拒按,乳房胀痛,经行不畅,经色紫暗、有血块,舌紫暗或有瘀斑。

艾灸: 用艾条温和灸法灸 10 分钟。

③气血不足型 + 血海

典型特征: 小腹隐痛喜按,且有空坠不适之感,月经量少、色淡、质清稀,神疲乏力,头晕眼花,心悸气短。

艾灸: 用艾条回旋灸法灸 10 分钟。

✚ 老中医经验方

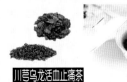

川芎乌龙活血止痛茶

- 乌龙茶 6 克,川芎 3 克,泡茶饮用。
- 此方可活血止痛,能有效治疗痛经。

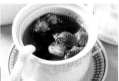

二花调经茶

- 玫瑰、月季各 9 克,红茶 3 克,泡茶,在经期前 3 ~ 5 天开始饮用。
- 此方活血散瘀,调经止痛,理气解郁。

闭经

症状

三个周期以上无月经来潮，有月经初潮来迟和月经后期病史。

【病症简介】

闭经是指妇女应有月经而超过一定时限仍未来潮者。正常女子一般 14 岁左右月经来潮，凡超过 18 岁尚未来潮者，为原发性闭经。月经周期建立后，又停经 6 个月以上者，为继发性闭经。

艾灸疗法

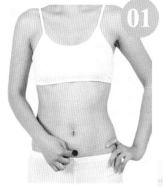

01 艾盒灸关元

点燃艾灸盒放于关元穴上灸治 10 ~ 15 分钟，至局部皮肤感觉温热舒适而不灼烫为度。

『穴位定位』

位于下腹部，前正中线上，当脐中下 3 寸。

温和灸三阴交

用艾条温和灸法灸治三阴交穴 10 分钟，以局部皮肤潮红发热为度。对侧以同样的方法操作。

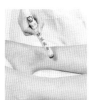

『穴位定位』

位于小腿内侧，当足内踝尖上 3 寸，胫骨内侧缘后方。

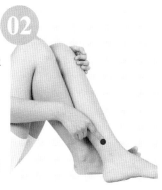

03 艾盒灸天枢

点燃艾灸盒放于天枢穴上灸治 10 ~ 15 分钟，至局部皮肤感觉温热舒适而不灼烫为度。

『穴位定位』

位于腹中部,距脐中 2 寸。

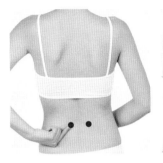
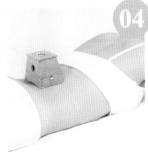

04 艾盒灸肾俞

点燃艾灸盒放于肾俞穴上灸治10 ~ 15分钟，至患者感觉局部皮肤温热舒适而不灼烫为度。

『穴位定位』

位于腰部，当第二腰椎棘突下，旁开1.5寸。

【专家解析】

关元、三阴交调理脾、肝、肾及冲任二脉；天枢穴位于腹部，针之可活血化瘀，灸之可温经通络；肾俞为肾之背俞穴，可补益肾气，肾气旺则经血自充。

随证加穴艾灸

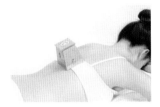
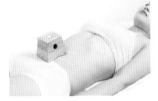
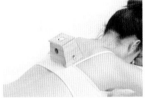

①肝肾气虚型 + 肝俞

典型特征： 月经超龄未至，或由月经后期、量少逐渐至闭经，头晕耳鸣，腰膝腰软。

艾灸： 点燃艾灸盒放于肝俞穴上灸10 ~ 15分钟。

②气血不足型 + 气海

典型特征： 月经周期逐渐后延，经量少而色淡，继而闭经，面色无华，头晕耳鸣，神疲肢倦。

艾灸： 点燃艾灸盒放于气海穴灸10 ~ 15分钟。

③气滞血瘀型 + 膈俞

典型特征： 月经数月不行，小腹胀痛拒按，精神抑郁，烦躁易怒，胸胁胀满，舌质紫暗或有瘀斑。

艾灸： 点燃艾灸盒放于膈俞穴上灸10 ~ 15分钟。

✚ 老中医经验方

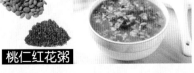

桃仁红花粥

- 桃仁10克，红花6克，粳米50克，煮粥食用。
- 此方可活血通经，祛瘀止痛。

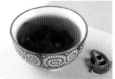

桑葚红花活经茶

- 桑葚30克，鸡血藤10克，红花2克，红花、鸡血藤煎汁，加桑葚饮用。
- 此方可滋阴补血，祛瘀活血。

崩漏

症状

月经周期紊乱，出血量多如注或淋漓不断，常伴白带增多、不孕等。

【病症简介】

崩漏相当于西医的功能性子宫出血，是指妇女非周期性子宫出血，其发病急骤，暴下如注，大量出血者为"崩"；病势缓，出血量少，淋漓不绝者为"漏"。

艾灸疗法

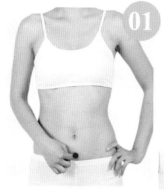

01 艾盒灸关元

点燃艾灸盒放于关元穴上灸治 10 ~ 15 分钟，至局部皮肤感觉温热舒适而不灼烫为度。

『穴位定位』

位于下腹部，前正中线上，当脐中下 3 寸。

雀啄灸血海

用艾条雀啄灸法灸治血海穴 10 分钟，以局部皮肤潮红发热为度。对侧以同样的方法操作。

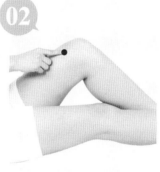

02

『穴位定位』

屈膝，位于大腿内侧，髌底内侧端上 2 寸，当股四头肌内侧头的隆起处。

03 温和灸三阴交

用艾条温和灸法灸治三阴交穴 10 分钟，以局部皮肤潮红发热为度。对侧以同样的方法操作。

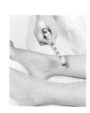

『穴位定位』

位于小腿内侧，当足内踝尖上 3 寸，胫骨内侧缘后方。

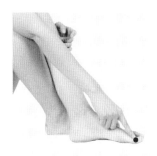
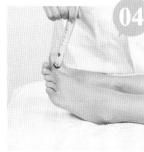

04 雀啄灸隐白

用艾条雀啄灸法灸治隐白穴5分钟，以局部皮肤潮红发热为度。对侧以同样的方法操作。

『穴位定位』

位于足大趾末节内侧，距趾甲角0.1寸（指寸）。

【专家解析】

关元有调冲任，理经血的作用；三阴交可疏调足三阴之经气，可以健脾胃，益肝肾，调经水；隐白、血海为足太阴脾经要穴，可止血调经。

注意：经血量多或淋漓不净，血色深红或紫红，渴喜冷饮，便秘尿赤的血热内扰型，不宜艾灸。

随证加穴艾灸

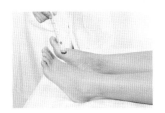
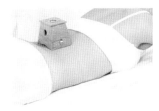
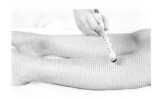

① 气滞血瘀型 + 太冲

典型特征：月经漏下淋漓不绝或骤然暴下，色暗或黑，小腹疼痛，血下痛减，舌质紫暗或有瘀斑。

艾灸：用艾条回旋灸法灸10分钟。

② 肾阳亏虚型 + 肾俞

典型特征：经血量多或淋漓不净，色淡质稀，精神不振，面色晦暗，畏寒肢冷，腰膝酸软，小便清长。

艾灸：点燃艾灸盒放于肾俞穴灸10～15分钟。

③ 气血不足型 + 足三里

典型特征：经血量少，淋漓不净，色淡质稀，神疲懒言，面色萎黄，动则气短，头晕心悸，便溏。

艾灸：用艾条回旋灸法灸10分钟。

✚ 老中医经验方

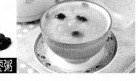

桂圆阿胶红枣粥

- 阿胶30克，糯米100克，桂圆15克，红枣3个，红糖适量，煮粥食用。
- 此粥滋阴补虚，养血止血，安胎。

三七红枣粥

- 三七粉3克，红枣5个，粳米100克，红糖适量，煮粥食用。
- 本品可以补血止血，清热化瘀。

慢性盆腔炎

症状

下腹坠痛或腰骶酸痛、拒按，伴有低热、白带多、月经量多。

【病症简介】

慢性盆腔炎指的是女性内生殖器官、周围结缔组织及盆腔腹膜发生慢性炎症，反复发作，经久不愈。常因为急性炎症治疗不彻底或因患者体质差，病情迁移所致。此症较顽固，当机体抵抗力下降时可诱发急性发作。

艾灸疗法

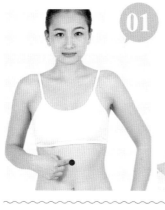

01 艾盒灸中脘

点燃艾灸盒放于中脘穴上灸治 10 ~ 15 分钟，以局部皮肤潮红发热为度。

『穴位定位』

位于上腹部，前正中线上，当脐中上 4 寸。

温和灸子宫

用艾条温和灸法灸治子宫穴 10 分钟，以局部皮肤潮红发热为度，对侧以同样的方法操作。

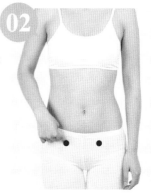

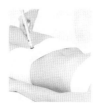

『穴位定位』

位于下腹部，当脐中下 4 寸，中极旁开 3 寸。

03 艾盒灸中极

点燃艾灸盒放于中极穴上灸治10分钟，以局部皮肤潮红发热为度。

『穴位定位』

位于下腹部，前正中线上，当脐中下 4 寸。

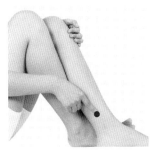
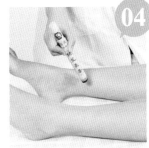

04 温和灸三阴交

用艾条温和灸法灸治三阴交穴
10分钟，以局部皮肤潮红发热
为度。

『穴位定位』

位于小腿内侧，当足内踝尖上3
寸，胫骨内侧缘后方。

【专家解析】

子宫可理气和血，调经止痛；中极为任脉经穴，通于胞宫，有调理冲任，理气活血的作用；中脘可健脾和胃化湿；三阴交有健脾胃，益肝肾，理气血，祛湿热之效。

注意：腹部隐痛，低热起伏，经行时加重，带下量多、色黄、质黏稠的湿热瘀结型，不宜艾灸。

随证加穴艾灸

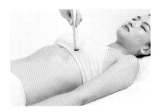
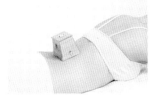
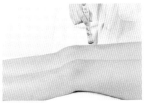

①气滞血瘀型＋期门

典型特征： 小腹部胀痛或刺痛，经行疼痛加重，经血量多有块，瘀块排出痛减，带下量多，舌紫暗，有瘀斑。

艾灸： 用艾条温和灸法灸10分钟。

②寒湿凝滞型＋命门

典型特征： 小腹冷痛，或坠胀痛，经行腹痛加重，喜热恶寒，经血量少，色暗，腰骶冷痛，婚久不孕。

艾灸： 点燃艾灸盒放于命门穴灸10～15分钟。

③气虚血瘀型＋血海

典型特征： 下腹部疼痛，痛连腰骶，经行加重，经血量多有块，带下量多，疲乏无力。

艾灸： 用艾条温和灸法灸10分钟。

✚ 老中医经验方

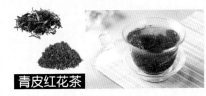

青皮红花茶

- 青皮、红花各10克，煮汤滤汁，代茶饮。
- 对气质血瘀型盆腔炎有较好的疗效。

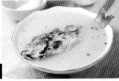

白果黄豆鲫鱼汤

- 白果12克，栀子、薏米各10克，鲫鱼1条，黄豆30克，煮熟食用。
- 此方可健脾燥湿，消炎止带。

乳腺增生

症状

乳房周期性疼痛、乳房肿块及乳房溢液等。

【病症简介】

乳腺增生是女性最常见的乳房疾病，其发病率占乳腺疾病的首位。乳腺增生症是正常乳腺小叶生理性增生与复旧不全，乳腺正常结构出现紊乱，属于病理性增生，它是既非炎症又非肿瘤的一类病。

艾灸疗法

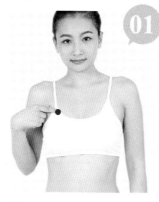

01 温和灸阿是穴

用艾条温和灸法灸治阿是穴 10 分钟，以局部皮肤潮红发热为度。

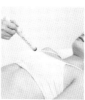

『穴位定位』

无固定名称与位置，以病痛局部或与病痛有关的压痛或缓解点为腧穴。

温和灸肩井 02

用艾条温和灸法灸治肩井穴 10 分钟，以局部皮肤潮红发热为度。

『穴位定位』

位于肩上，前直乳中，当大椎与肩峰端连线的中点上。

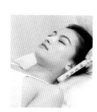

03 艾盒灸肝俞

点燃艾灸盒放于肝俞穴上灸治 10 ~ 15 分钟，以局部皮肤潮红发热为度。

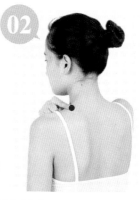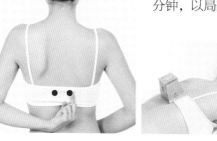

『穴位定位』

位于背部，当第九胸椎棘突下，旁开 1.5 寸。

乳腺增生
艾灸疗法扫扫看

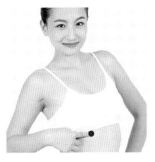
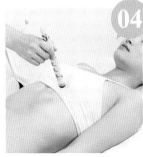

04 温和灸乳根

用艾条温和灸法灸治乳根穴 10 分钟，以局部皮肤潮红为度。

『穴位定位』

位于胸部，当乳头直下，乳房根部，第五肋间隙，距前正中线 4 寸。

【专家解析】

艾灸阿是穴，可疏通痛处经络气血，止痛化瘀；肩井可疏肝胆之气，解郁止痛；肝俞疏肝理气，化滞散结；乳根位于乳房局部，刺激此穴可宽胸理气，消除患部气血之瘀阻。

随证加穴艾灸

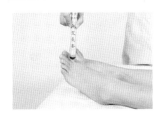
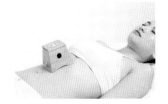
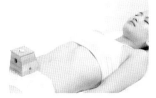

①**肝郁气滞型** + **行间**

典型特征： 乳房肿块和疼痛随喜怒消长，伴急躁易怒，胸闷肿胀，心烦，口苦，喜叹息，经行不畅。

艾灸： 用艾条温和灸法灸 10 分钟。

②**痰湿阻滞型** + **中脘**

典型特征： 乳房肿块坚实，胸闷不舒，恶心欲呕，头重身重。

艾灸： 点燃艾灸盒放于中脘穴上灸 10 ~ 15 分钟。

③**冲任失调型** + **关元**

典型特征： 多见于中年妇女，乳房肿块、疼痛在月经前加重，经后缓解，伴腰酸乏力，月经失调，色淡量少。

艾灸： 点燃艾灸盒放于关元穴灸 10 ~ 15 分钟。

✚ 老中医经验方

海带鳖甲猪肉汤

- 海带、鳖甲、猪瘦肉各 65 克，煲汤食用。
- 此方对乳腺小叶增生者效果明显。

玫瑰蚕豆花茶

- 玫瑰花 6 克，蚕豆花 10 克，泡水代茶饮。
- 此方可理气解郁，活血凉血。

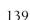

宫颈炎

症状 阴道分泌物增多，呈淡黄色或脓性，经间期出血，性交后出血等。

【病症简介】

宫颈炎是一种常见的妇科疾病，多发生于育龄妇女。引起宫颈炎的主要原因有性生活过频或习惯性流产，分娩及人工流产术等。宫颈炎有多种表现，如宫颈糜烂、宫颈肥大、宫颈内膜炎等，其中以宫颈糜烂最为多见。

艾灸疗法

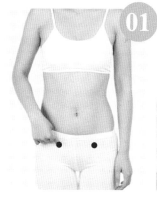
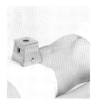

01 艾盒灸子宫

将点燃的艾灸盒放于子宫穴上灸治10分钟。

『穴位定位』

位于下腹部，当脐中下4寸，中极旁开3寸。

温和灸三阴交

用艾条温和灸法灸治三阴交穴10分钟。对侧以同样的方法操作。

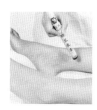
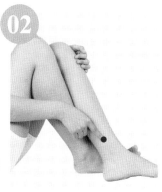

02

『穴位定位』

位于小腿内侧，当足内踝尖上3寸，胫骨内侧缘后方。

03 艾盒灸八髎

将点燃的艾灸盒放于八髎穴上灸治10～15分钟。

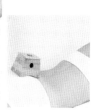

『穴位定位』

位于骶椎，左右共八个穴位，分别在第一、二、三、四骶后孔中，合称"八髎穴"。

宫颈炎
艾灸疗法扫描看

【病症简介】

子宫内膜炎是各种原因引起的子宫内膜结构发生炎性改变。子宫内膜炎可分为急性子宫内膜炎和慢性子宫内膜炎。慢性子宫内膜炎是导致流产的最常见原因。

艾灸疗法

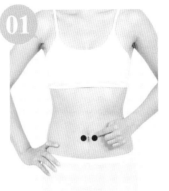

温和灸肓俞

用艾条温和灸法灸治肓俞穴10分钟。对侧以同样的方法操作。

『穴位定位』
位于腹中部，当脐中旁开0.5寸。

症状

盆腔区域疼痛、白带增多、月经过多、痛经等。

艾盒灸关元

点燃艾灸盒放于关元穴上灸治10分钟，以局部皮肤潮红发热为度。

『穴位定位』
位于下腹部，前正中线上，当脐中下3寸。

温和灸三阴交

用艾条温和灸法灸治三阴交穴10分钟。对侧以同样的方法操作。

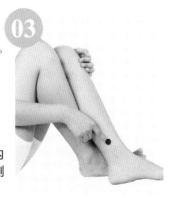

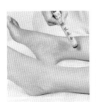

『穴位定位』
位于小腿内侧，当足内踝尖上3寸，胫骨内侧缘后方。

子宫内膜炎
艾灸疗法扫扫看

141

子宫肌瘤

症状

子宫出血、腹部包块及压迫症状、腹痛、白带增多、不孕等。

【病症简介】

子宫肌瘤是女性生殖器官中最常见的一种良性肿瘤，也是人体中最常见的肿瘤之一。子宫肌瘤多见于育龄、丧偶及性生活不协调的妇女。长期性生活失调而引起盆腔慢性充血也可能是诱发子宫肌瘤的原因之一。

艾灸疗法

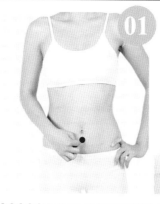

01 艾盒灸气海

艾灸盒灸治气海穴 10 ~ 15 分钟，以局部皮肤潮红发热为度。

『穴位定位』

位于下腹部，前正中线上，当脐中下 1.5 寸。

艾盒灸关元

点燃艾灸盒放于关元穴上灸治 10 分钟，以局部皮肤潮红发热为度。

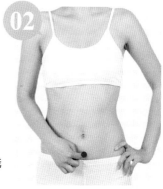

02

『穴位定位』

位于下腹部，前正中线上，当脐中下 3 寸。

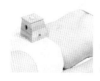

03 艾盒灸子宫

艾灸盒灸治子宫穴 10 分钟，以局部皮肤潮红发热为度。

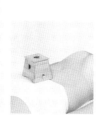

『穴位定位』

位于下腹部，当脐中下 4 寸，中极旁开 3 寸。

子宫肌瘤
艾灸疗法扫扫看

【病症简介】

习惯性流产的原因大多为先天性子宫畸形、子宫发育异常、宫腔粘连、黄体功能不全、子宫肌瘤、甲状腺功能低下、染色体异常、自身免疫等，中医称为"滑胎"。

艾灸疗法

艾盒灸气海

点燃艾灸盒放于气海穴上灸治 10 ~ 15 分钟，以局部皮肤潮红发热为度。

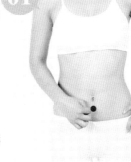

『穴位定位』

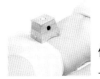

位于下腹部，前正中线上，当脐中下 1.5 寸。

艾盒灸关元

点燃艾灸盒放于关元穴上灸治 10 ~ 15 分钟，以局部皮肤潮红发热为度。

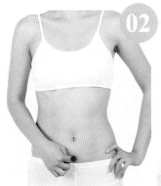

『穴位定位』

位于下腹部，前正中线上，当脐中下 3 寸。

艾盒灸子宫

点燃艾灸盒放于子宫穴上灸治 10 分钟，以局部皮肤潮红发热为度。

『穴位定位』

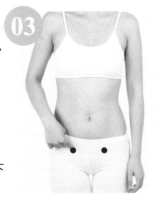

位于下腹部，当脐中下 4 寸，中极旁开 3 寸。

习惯性流产

症状

自然流产连续 3 次以上，阴道常有少许出血，下腹疼痛等。

习惯性流产
艾灸疗法扫扫看

不孕症

症状

排除生殖系统器质性病变，女性规律性生活2年，未避孕而未孕。

【病症简介】

临床上分原发性不孕和继发性不孕两种。同居2年以上未受孕者，称原发性不孕；婚后曾有过妊娠，相距2年以上未受孕者，称继发性不孕。不孕是由多种因素引起的，一般多由于流产、妇科疾病、压力大和减肥等引起。

艾灸疗法

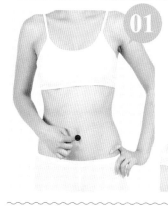

01 艾盒灸神阙

将点燃的艾灸盒放于神阙穴上，灸治10～15分钟，以局部皮肤潮红发热为度。

『穴位定位』

位于腹中部，脐中央。

艾盒灸关元

点燃艾灸盒放于关元穴上灸治10～15分钟，以局部皮肤潮红发热为度。

『穴位定位』

位于下腹部，前正中线上，当脐中下3寸。

03 温和灸三阴交

用艾条温和灸法灸治三阴交穴10分钟。对侧以同样的方法操作。

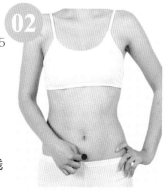

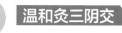

『穴位定位』

位于小腿内侧，当足内踝尖上3寸，胫骨内侧缘后方。

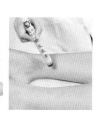

不孕症
艾灸疗法扫扫看

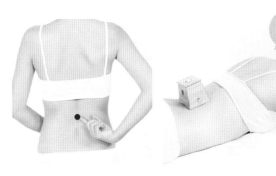

04 艾盒灸命门

点燃艾灸盒放于命门穴上灸治10 ~ 15分钟，以局部皮肤潮红发热为度。

『穴位定位』

位于腰部，当后正中线上，第二腰椎棘突下凹陷中。

【专家解析】

关元属任脉，邻近胞宫，能补肾经气，壮元阴元阳，灸之温暖胞宫；三阴交既能健脾化湿，又能疏肝理气，还能益肾调冲任；神阙可通经行气，温暖胞宫；命门可补肾壮阳。四穴合用，补益先天之本，调理后天之气，促成胎孕。

随证加穴艾灸

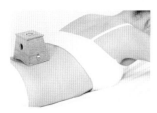

①肾虚胞寒型 + 肾俞

典型特征：月经不调，量少、色淡，腰酸腹冷，带下清稀，性欲淡漠。

艾灸：点燃艾灸盒放于肾俞穴上灸治10 ~ 15分钟。

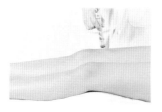

②冲任血虚型 + 血海

典型特征：月经推后，量少、色淡或经闭，面黄体弱，疲倦乏力，头昏心悸。

艾灸：用艾条温和灸法灸治血海穴10分钟。

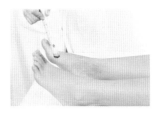

③气滞血瘀型 + 太冲

典型特征：月经推后或先后不定期，量少、色紫有血块，经前乳房及胸胁胀痛，舌紫暗或有瘀斑。

艾灸：用艾条回旋灸法灸10分钟。

✚ 老中医经验方

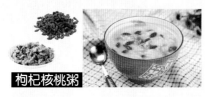

枸杞核桃粥

- 核桃仁50克，枸杞15克，粳米200克，煮粥食用。
- 此方补肾益肝，用于肾阴虚型不孕。

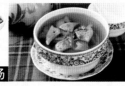

顺气猪肝汤

- 佛手、山楂、陈皮各10克，丝瓜络30克，猪肝、盐各适量，煮汤食用。
- 此汤对气滞血瘀型不孕有食疗作用。

妊娠呕吐

症状

精神萎靡、心悸、消瘦。

恶心、呕吐、择食等，伴全身之力、

【病症简介】

妊娠呕吐是指怀孕后 2 ~ 3 个月出现的恶心、呕吐，多因早孕时绒毛膜促性腺素功能旺盛，使胃酸减少，胃蠕动减弱，植物神经系统功能紊乱，副交感神经兴奋过强所致。一般在清晨空腹时较重。

艾灸疗法

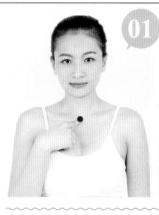

01 温和灸天突

用艾条温和灸法灸治天突穴 10 分钟，以局部皮肤潮红发热为度。

『穴位定位』

位于颈部，当前正中线上，胸骨上窝中央（胸骨柄上窝凹陷处）。

艾盒灸中脘 02

点燃艾灸盒放于中脘穴上灸治 10 ~ 15 分钟，以局部皮肤潮红发热为度。

『穴位定位』

位于上腹部，前正中线上，当脐中上 4 寸。

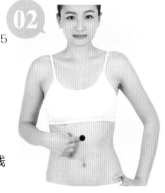

03 温和灸内关

用艾条温和灸法灸治内关穴 10 分钟，以局部皮肤潮红发热为度。对侧以同样的方法操作。

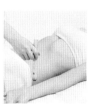

『穴位定位』

位于前臂掌侧，当曲泽与大陵的连线上，腕横纹上 2 寸，掌长肌腱与桡侧腕屈肌腱之间。

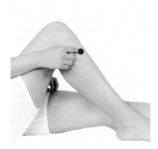
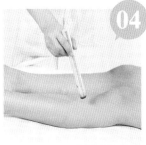

04 回旋灸足三里

用艾条回旋灸法灸治足三里穴10分钟，以局部皮肤潮红发热为度。对侧以同样的方法操作。

『穴位定位』

位于小腿前外侧，当犊鼻下3寸，距胫骨前缘一横指（中指）。

【专家解析】

中脘是胃募、腑会穴，能调腑气，和胃降逆；内关沟通三焦，宣上导下，和内调外；足三里乃胃经之下合穴，与中脘合用，既能健脾强胃，生化气血，又能平肝和胃，理气降逆；天突位于咽喉，可利咽止呕逆。

随证加穴艾灸

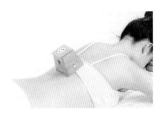

①脾胃虚弱型 + 脾俞

典型特征：不欲饮食，食入即吐，呕吐痰涎或清水，头晕，神倦嗜卧。

艾灸：点燃艾灸盒放于脾俞穴上灸10 ~ 15分钟。

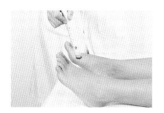

②肝胃不和型 + 太冲

典型特征：腹胀恶食，食入即吐，呕吐酸水或苦水，精神紧张或抑郁不舒，嗳气，胁肋及乳房胀痛。

艾灸：用艾条回旋灸法灸10分钟。

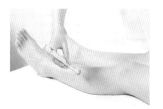

③痰饮阻滞型 + 丰隆

典型特征：脘腹胀满，恶食，闻食即吐或持续性呕吐，呕吐痰涎或黏液，不能进食、饮水（晨起尤甚）。

艾灸：用艾条回旋灸法灸10分钟。

✚ 老中医经验方

生姜牛奶

• 生姜10克，鲜牛奶200毫升，白糖20克，煮沸加糖，稍凉后饮用。

• 此方可调理肠胃功能，镇吐止呕。

生姜橘皮茶

• 生姜、橘皮各10克，红糖适量，煮汤饮用。

• 主治胃寒呕吐。

产后乳少

症状

乳汁分泌量少，不能满足婴儿的需要，检查乳房无器质性病变。

【病症简介】

　　乳汁的分泌与乳母的精神、情绪和营养状况、休息都是有关联的。中医认为本病多因素体虚弱，或产期失血过多，以致气血亏虚，乳汁化源不足，或情志失调，气机不畅，乳汁壅滞不行所致。

艾灸疗法

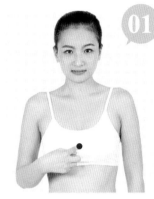

01 回旋灸膻中

用艾条回旋灸法来回灸治膻中穴 10 分钟，以局部皮肤潮红发热为度。对侧以同样的方法操作。

『穴位定位』

位于胸部，当前正中线上，平第四肋间，两乳头连线的中点。

回旋灸乳根 02

用艾条回旋灸法来回灸治乳根穴 10 分钟，以局部皮肤潮红发热为度。对侧以同样的方法操作。

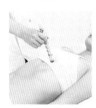

『穴位定位』

位于胸部，当乳头直下，乳房根部，第五肋间隙，距前正中线 4 寸。

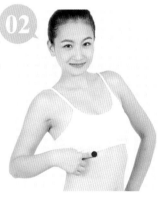

03 温和灸少泽

用艾条温和灸法灸治少泽穴 5 分钟，以局部皮肤潮红发热为度。对侧以同样的方法操作。

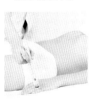

『穴位定位』

位于手小指末节尺侧，距指甲角 0.1 寸（指寸）。

产后乳少
艾灸疗法扫扫看

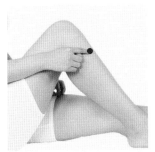
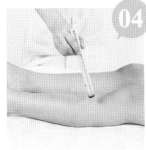

04 回旋灸足三里

用艾条回旋灸法灸治足三里穴10分钟，以局部皮肤潮红发热为度。对侧以同样的方法操作。

『穴位定位』

位于小腿前外侧，当犊鼻下3寸，距胫骨前缘一横指（中指）。

【专家解析】

　　膻中位于两乳之间，为气之会穴，补法能益气养血生乳，泻法能理气开郁通乳；乳根既能补益气血，化生乳汁，又能行气活血，通畅乳络；少泽为生乳，通乳之经验效穴；足三里属胃经合穴，既可益气生血，又可疏肝解郁。

随证加穴艾灸

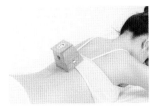
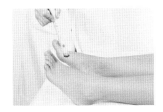
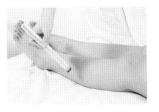

①气血虚弱型 **+ 脾俞**

典型特征：产后乳少甚或全无，乳汁稀薄，乳房柔软无胀感，面色少华，倦怠乏力。

艾灸：点燃艾灸盒放于脾俞穴上灸10～15分钟。

②肝郁气滞型 **+ 太冲**

典型特征：产后乳汁分泌少，甚或全无，乳房胀硬、疼痛，乳汁稠，伴胸胁胀满，情志抑郁。

艾灸：用艾条温和灸法灸10分钟。

③痰浊阻滞型 **+ 丰隆**

典型特征：乳汁甚少或无，乳房硕大，乳汁不稠，形体肥胖，胸闷痰多，食少便溏，或食多乳少。

艾灸：用艾条回旋灸法灸10分钟。

✚ 老中医经验方

莲藕猪蹄汤

- 红枣、当归各适量，莲藕、猪蹄各150克，黑豆适量，煲汤食用。
- 此方适合气血虚弱所致的缺乳症。

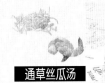

通草丝瓜汤

- 通草6克，虾仁2个，丝瓜10克，油、葱、蒜、盐各适量，煲汤食用。
- 适用于产后缺乳的患者。

艾灸祛病 15

产后恶露不绝

症状 产后3周以上，仍有阴道出血、淋漓不断。

产后恶露不绝
艾灸疗法扫扫看

【病症简介】

恶露，即产后子宫内排出的余血浊液，杂浊浆水，宜露不宜藏，初为暗红，继之淡红，渐于三周内应干净。导致产后恶露不绝的原因很多，如子宫内膜炎，部分胎盘、胎膜残留，盆腔感染等。

艾灸疗法

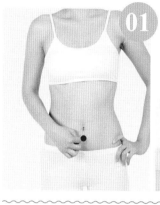

01

艾盒灸气海

艾灸盒灸治气海穴 10 ~ 15 分钟，至局部皮肤潮红为止。

『穴位定位』

位于下腹部，在前正中线上，当脐中下 1.5 寸。

艾盒灸关元

艾灸盒灸治关元穴 10 ~ 15 分钟，至局部皮肤潮红为止。

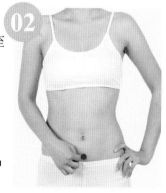

02

『穴位定位』

位于下腹部，在前正中线上，当脐中下 3 寸。

03

温和灸血海

用艾条温和灸法灸治血海穴 10 分钟，以局部皮肤潮红发热为度。对侧以同样的方法操作。

『穴位定位』

屈膝，位于大腿内侧，髌底内侧端上 2 寸，当股四头肌内侧头的隆起处。

150

【病症简介】

　　阴道炎是一种常见的妇科疾病，是阴道黏膜及黏膜下结缔组织的炎症，各个年龄阶段都可以罹患。常见性交痛，感染累及尿道时，可有尿痛、尿急等症状。中医论证，长期用药用玫瑰泡水喝可缓解治疗阴道炎。

艾灸疗法

艾盒灸气海

点燃艾灸盒放于气海穴上灸治10～15分钟。

『穴位定位』

位于下腹部，在前正中线上，当脐中下1.5寸。

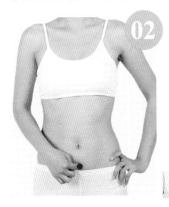

艾盒灸关元

点燃艾灸盒放于关元穴上灸治10分钟，以局部皮肤潮红发热为度。

『穴位定位』

位于下腹部，前正中线上，当脐中下3寸。

温和灸行间

用艾条温和灸法灸治行间穴5～6分钟，以局部皮肤潮红发热为度。对侧以同样的方法操作。

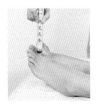

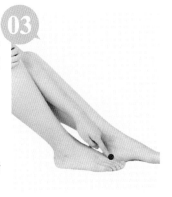

『穴位定位』

位于足背侧，当第一、第二趾间，趾蹼缘的后方赤白肉际处。

阴道炎
艾灸疗法扫扫看

乳腺炎

症状

肿、热、痛，可触及硬块。乳房胀痛，畏寒，发热，局部红、

【病症简介】

乳腺炎即乳腺的化脓性感染，大多是由金黄色葡萄球菌引起的。多发生于哺乳期妇女，特别是初产妇，大多数有乳头损伤、皲裂或积乳病史。发病后比较痛苦，而且组织破坏易引起乳房变形，影响喂奶。

艾灸疗法

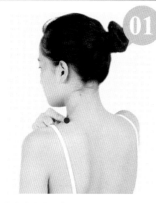

01 温和灸肩井

用艾条温和灸法灸治肩井穴 10 分钟，以局部皮肤潮红发热为度。

『穴位定位』

位于肩上，前直乳中，当大椎与肩峰端连线的中点上。

温和灸乳根

用艾条温和灸法灸治乳根穴 10 分钟，以局部皮肤潮红发热为度。

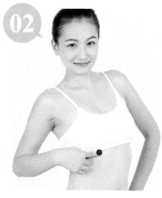

02

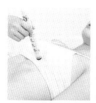

『穴位定位』

位于胸部，当乳头直下，乳房根部，第五肋间隙，距前正中线 4 寸。

03 温和灸期门

用艾条温和灸法灸治期门穴 10 分钟，以局部皮肤潮红发热为度。

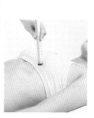

『穴位定位』

位于胸部，当乳头直下，第六肋间隙，前正中线旁开 4 寸。

【病症简介】

子宫脱垂是指子宫从正常位置沿阴道向下移位。其病因为支托子宫及盆腔脏器之组织损伤或失去支托力，以及骤然或长期增加腹压所致。严重者出现排尿困难，或尿频、尿潴留、尿失禁及白带多等症状。

艾灸疗法

温和灸带脉

用艾条温和灸法灸治带脉穴 10 分钟，以局部皮肤潮红发热为度。对侧以同样的方法操作。

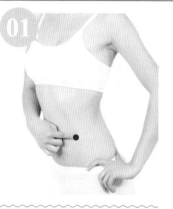

01

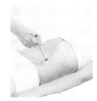

『穴位定位』

位于侧腹部，章门下 1.8 寸，当第十一肋骨游离端下方垂线与脐水平线的交点上。

艾盒灸关元

02

点燃艾灸盒放于关元穴上灸治 10 分钟，以局部皮肤潮红发热为度。

『穴位定位』

位于下腹部，前正中线上，当脐中下 3 寸。

回旋灸三阴交

用艾条回旋灸法灸治三阴交穴 10 分钟。对侧以同样的方法操作。

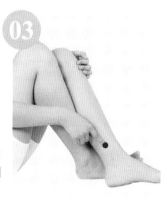

03

『穴位定位』

位于小腿内侧，当足内踝尖上 3 寸，胫骨内侧缘后方。

子宫脱垂
艾灸疗法扫扫看

153

更年期综合征

症状

月经紊乱，伴潮热、心悸、胸闷、烦躁、失眠等。

【病症简介】

女性从生育期向老年期过渡期间，因卵巢功能逐渐衰退，导致人体雌激素分泌量减少，从而引起植物神经功能失调，代谢障碍为主的一系列疾病，称更年期综合征。多发于 45 岁以上的女性。

艾灸疗法

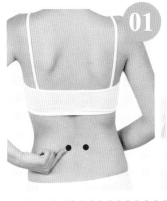

01 艾盒灸肾俞

点燃艾灸盒放于肾俞穴上灸治 10 ~ 15 分钟，以局部皮肤潮红发热为度。

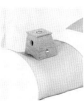

『穴位定位』

位于腰部，当第二腰椎棘突下，旁开 1.5 寸。

温和灸足三里

用艾条温和灸法灸治足三里穴 10 ~ 15 分钟。对侧以同样的方法操作。

『穴位定位』

位于小腿前外侧，当犊鼻下 3 寸，距胫骨前缘一横指（中指）。

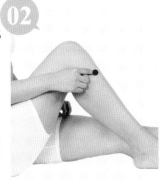 02

03 回旋灸三阴交

用艾条回旋灸法灸治三阴交穴 10 ~ 15 分钟。对侧以同样的方法操作。

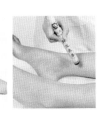

『穴位定位』

位于小腿内侧，当足内踝尖上 3 寸，胫骨内侧缘后方。

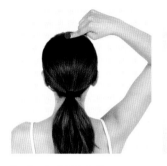
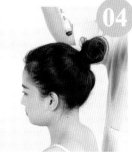

04 温和灸百会

用艾条温和灸法灸治百会穴 10 分钟，以局部皮肤潮红发热为度。

『穴位定位』

位于头部，当前发际正中直上 5 寸，或两耳尖连线的中点处。

【专家解析】

百会位于巅顶，可升清降浊，平肝潜阳，清利头目；三阴交通于任脉和足三阴经，能健脾，疏肝，益肾，理气开郁，调补冲任；足三里疏肝健脾；肾俞可补肾气，养肾阴，强壮腰膝。

随证加穴艾灸

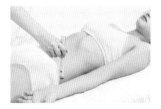
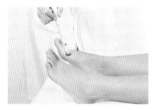
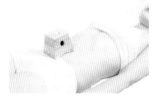

①心肾不交型 + 内关

典型特征：心悸，失眠多梦，潮热汗出，五心烦热，情绪不稳，易喜易忧，腰膝酸软，头晕耳鸣。

艾灸：用艾条温和灸法灸10 分钟。

②肝肾阴虚型 + 太冲

典型特征：头晕目眩，心烦易怒，潮热汗出，五心烦热，胸闷胁胀，腰膝酸软，口干舌燥，便秘。

艾灸：用艾条温和灸法灸10 分钟。

③脾肾阳虚型 + 气海

典型特征：头昏脑胀，脘腹满闷，嗳气吞酸，呕恶食少，神疲倦怠，腰酸肢冷，大便稀溏。

艾灸：将艾灸盒放于气海穴灸治 10 ~ 15 分钟。

➕ 老中医经验方

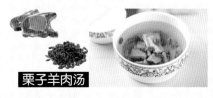
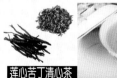
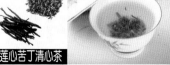

栗子羊肉汤

- 枸杞 20 克，羊肉 150 克，栗子 30 克，煲汤食用。
- 此方可补肝益肾，益气养血。

莲心苦丁清心茶

- 苦丁茶、菊花各 3 克，莲心 1 克，枸杞 10 克，泡水代茶饮。
- 常饮此茶能清心火，安心神。

前列腺炎

症状

尿频、尿急、尿痛为主症，尿不畅、小腹拘急或痛引腰腹。伴排

【病症简介】

前列腺炎是现在社会上成年男性常见病之一，是由多种复杂原因和诱因引起的前列腺炎症。前列腺炎的临床表现多样化，以尿道刺激症状和慢性盆腔疼痛为其主要表现。

艾灸疗法

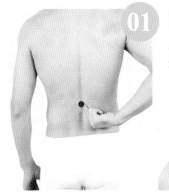

01 艾盒灸命门

点燃艾灸盒放于命门穴上灸治 10 ~ 15 分钟，至局部感觉温热舒适为宜。

『穴位定位』

位于腰部，当后正中线上，第二腰椎棘突下凹陷中。

艾盒灸中极

点燃艾灸盒放于中极穴上灸治10分钟，至感觉温热舒适而不灼烫为宜。

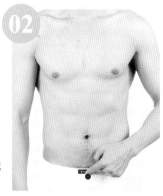

『穴位定位』

位于下腹部，前正中线上，当脐中下 4 寸。

03 回旋灸三阴交

用艾条回旋灸法灸治三阴交穴10分钟。对侧以同样的方法操作。

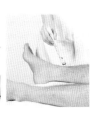

『穴位定位』

位于小腿内侧，当足内踝尖上 3 寸，胫骨内侧缘后方。

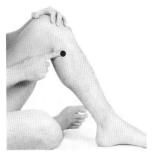
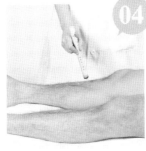

04 温和灸阴陵泉

用艾条温和灸法灸阴陵泉穴10分钟，至局部感觉温热舒适而不灼烫为宜。

『穴位定位』

位于小腿内侧，胫骨内侧髁下方与胫骨内侧缘之间的凹陷处。

【专家解析】

取膀胱之募穴中极，以利膀胱气机；阴陵泉为脾经之合穴，三阴交为脾、肝、肾三经交会穴，可以利小便，疏调气机；灸命门穴能温肾行气。

注意：小便灼热刺痛，尿色黄赤，小腹拘急胀痛等症状的热证前列腺炎，不宜艾灸。

随证加穴艾灸

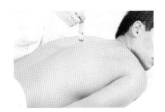
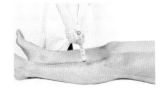
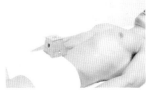

①血淋＋膈俞

典型特征： 小便热涩刺痛，尿色深红或夹有血块，伴发热，心烦口渴，大便秘结。

艾灸： 用艾条温和灸法灸血海穴10～15分钟。

②膏淋＋足三里

典型特征： 小便浑浊如米泔水，置之沉淀如絮状，上有浮油如脂，或混有血液，尿道热涩疼痛。

艾灸： 用艾条温和灸法灸10～15分钟。

③劳淋＋关元

典型特征： 小便赤涩不甚，但淋漓不已，时作时止，遇劳即发，腰膝酸软，神疲乏力。

艾灸： 点燃艾灸盒放于关元穴上灸10～15分钟。

✚ 老中医经验方

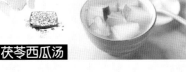

茯苓西瓜汤

- 茯苓、薏米各20克，西瓜、冬瓜各500克，盐适量，煲汤食用。
- 此汤可泻火解毒，利尿通淋。

莲花甘草清腺茶

- 绿茶2克，莲花15克，甘草5克，莲花、甘草煎汤滤汁，泡茶。
- 此方可抗菌消炎。

阳痿

症状

企图性交时，阴茎勃起硬度不足以插入阴道，或阴茎勃起硬度不坚。

【病症简介】

阳痿即勃起功能障碍，不能完成满意的性生活。男性勃起是一个复杂的过程，与大脑、激素、情感、神经、肌肉和血管等都有关联。前面一个或多个原因都有可能导致男性勃起功能障碍。

艾灸疗法

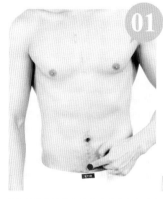

ⓞ艾盒灸关元

点燃艾灸盒放于关元穴上灸治10分钟，以局部皮肤潮红发热为度。

『穴位定位』

位于下腹部，前正中线上，当脐中下3寸。

艾盒灸中极

点燃艾灸盒放于中极穴上灸治10分钟，以局部皮肤潮红发热为度。

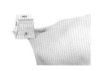

『穴位定位』

位于下腹部，前正中线上，当脐中下4寸。

艾盒灸命门

点燃艾灸盒放于命门穴上灸治10～15分钟，至患者感觉局部温热舒适而不灼烫为宜。

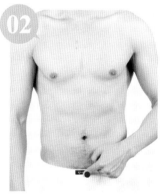

『穴位定位』

位于腰部，当后正中线上，第二腰椎棘突下凹陷中。

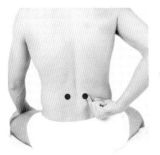

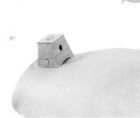

04 艾盒灸肾俞

点燃艾灸盒放于肾俞穴上灸治 10 ~ 15 分钟，以局部皮肤潮红发热为度。

『穴位定位』

位于腰部，当第二腰椎棘突下，旁开 1.5 寸。

【专家解析】

关元、中极均为任脉与足三阴经的交会穴，能调补肝、脾、肾，温下元之气，直接兴奋宗盘；肾俞、命门可补益元气，培肾固本。

注意：阴囊潮湿气腺，尿黄，舌红，苔黄腻的湿热下注型阳痿，不宜艾灸。

随证加穴艾灸

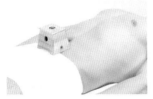

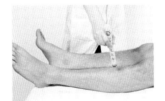

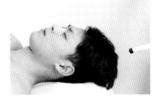

①命门火衰型 + 气海

典型特征： 面色淡白，腰膝酸软，头晕目眩，精神萎靡，畏寒肢冷，耳鸣。

艾灸： 点燃艾灸盒放于气海穴上灸 10 ~ 15 分钟。

②心脾两虚型 + 足三里

典型特征： 面色萎黄，食欲不振，精神倦怠，失眠健忘，胆怯多疑，心悸自汗。

艾灸： 用艾条温和灸法灸 10 分钟。

③惊恐伤肾型 + 百会

典型特征： 精神抑郁或焦虑紧张，心悸易惊，夜寐不宁。

艾灸： 用艾条温和灸法灸百会穴 10 分钟。

✚ 老中医经验方

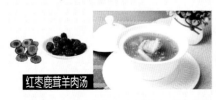

红枣鹿茸羊肉汤

当归牛尾虫草汤

- 鹿茸 5 克，红枣 5 颗，羊肉 300 克，盐、生姜、油、枸杞各适量，煲汤食用。
- 此汤可补肾壮阳，益精生血。

- 当归 30 克，虫草 3 克，牛尾 1 条，瘦肉 100 克，盐适量，煲汤食用。
- 此汤有添精补髓，补肾壮阳的功效。

早泄

症状

性交时间极短，或阴茎插入阴道就射精，不能正常进行性交。

【病症简介】

早泄是一种最常见的男性性功能障碍。中医认为多由于房劳过度或频繁手淫，导致肾精亏耗，肾阴不足，相火偏亢，或体虚羸弱，虚损遗精日久，肾气不固，导致肾阴阳俱虚所致。

艾灸疗法

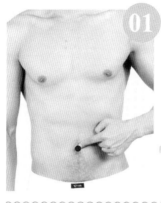

01 艾盒灸神阙

将点燃的艾灸盒放于神阙穴上，灸治10分钟，以皮肤潮红发热为度。

『穴位定位』

位于腹中部，脐中央。

艾盒灸关元

点燃艾灸盒放于关元穴上灸治 10 ~ 15分钟，至局部感觉温热舒适为宜。

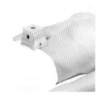

『穴位定位』

位于下腹部，前正中线上，当脐中下 3 寸。

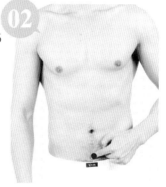
02

03 艾盒灸肾俞

点燃艾灸盒放于肾俞穴上灸治10分钟，至局部感觉温热舒适为宜。

『穴位定位』

位于腰部，当第二腰椎棘突下，旁开 1.5 寸。

早泄
艾灸疗法扫扫看

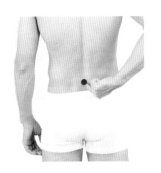
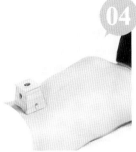

04 艾盒灸腰阳关

点燃艾灸盒放于腰阳关穴上灸治 10 ~ 15 分钟，至局部感觉温热舒适而不灼烫为宜。

『穴位定位』

位于腰部，当后正中线上，第四腰椎棘突下凹陷中。

【专家解析】

神阙温下焦之气，益肾壮阳；关元调养肝脾肾，以固精关；肾俞、腰阳关益肾固精。

注意：阴部潮湿，口苦食少，少腹胀痛，小便黄赤的肝经湿热型；遗精，阴茎易举，腰膝酸软，五心烦热，潮热盗汗的阴虚火旺型，不适宜用艾灸疗法。

随证加穴艾灸

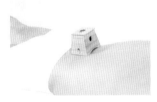
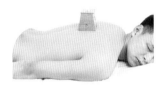
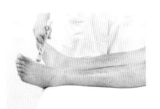

①肾虚不固型 **+ 命门**

典型特征： 泄后疲乏，腰膝酸软，性欲减退，小便频数。

艾灸： 点燃艾灸盒放于命门穴上灸 10 ~ 15 分钟。

②心脾两虚型 **+ 心俞**

典型特征： 肢体倦怠，面色少华，心悸气短，失眠多梦。

艾灸： 点燃艾灸盒放于心俞穴上灸 10 ~ 15 分钟。

③肝郁气滞型 **+ 太冲**

典型特征： 精神抑郁，焦躁不安，少腹不舒，牵引睾丸，胸闷叹息，少寐多梦。

艾灸： 用艾条温和灸法灸太冲穴 10 ~ 15 分钟。

✚ 老中医经验方

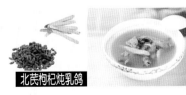

北芪枸杞炖乳鸽

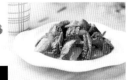

火爆腰花

- 北芪、枸杞各 30 克，乳鸽 200 克，盐适量，炖汤食用。

- 此汤补心益脾，固摄精气。

- 猪腰 500 克，蒜薹 50 克，甜椒 20 克，炒熟食用。

- 对肾虚早泄患者有一定的食疗效果。

艾灸祛病 23

遗精

症状

频繁遗精，或梦遗，或滑精，每周2次以上，伴头晕、乏力、腰膝酸软等。

【病症简介】

遗精是指无性交而精液自行外泄的一种男性疾病。睡眠时精液外泄者为梦遗；清醒时精液外泄者为滑精，无论是梦遗还是滑精都统称为遗精。一般成人男性遗精一周不超过1次。

艾灸疗法

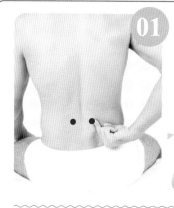

01 艾盒灸肾俞

点燃艾灸盒放于肾俞穴上灸治10～15分钟。

『穴位定位』

位于腰部，当第二腰椎棘突下，旁开1.5寸。

艾盒灸命门

点燃艾灸盒放于命门穴上灸治10～15分钟，至局部感觉温热舒适为宜。

02

『穴位定位』

位于腰部，当后正中线上，第二腰椎棘突下凹陷中。

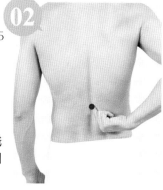

03 艾盒灸腰眼

点燃艾灸盒放于腰眼穴上灸治10～15分钟。

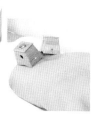

『穴位定位』

位于腰部，当第四腰椎棘突下，旁开约3.5寸凹陷中。

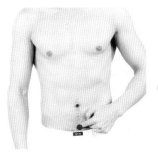
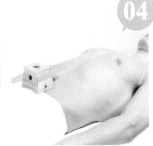

04 艾盒灸关元

点燃艾灸盒放于关元穴上灸治10 ~ 15分钟，至局部感觉温热舒适而不灼烫为宜。

『穴位定位』

位于下腹部，在前正中线上，当脐中下3寸。

【专家解析】

肾俞、命门补精壮阳固精；腰眼强腰健肾以固精；关元调理肝、脾、肾之气而固摄精关。

注意：梦中遗精频作，尿后有精液外流，小便短黄混浊且热涩不爽，口苦烦渴，舌红，苔黄腻的湿热下注型，不适宜使用艾灸疗法。

随证加穴艾灸

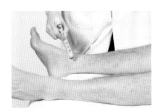
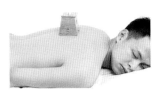
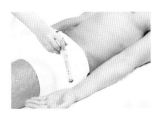

①肾虚不固型 + 太溪

典型特征： 遗精频作，甚则滑精，面色少华，头晕目眩，耳鸣，腰膝酸软，畏寒肢冷。

艾灸： 用艾条回旋灸法灸10 ~ 15分钟。

②心脾两虚型 + 心俞

典型特征： 遗精常因思虑过多或劳损而作，心悸怔忡，失眠健忘，面色萎黄，四肢倦怠，食少便溏。

艾灸： 点燃艾灸盒放于心俞穴上灸10 ~ 15分钟。

③阴虚火旺型 + 神门

典型特征： 梦中遗精，夜寐不宁，头昏头晕，耳鸣目眩，心悸易惊，神疲乏力，尿少色黄。

艾灸： 用艾条回旋灸法灸神门穴10 ~ 15分钟。

✚ 老中医经验方

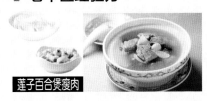

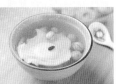

莲子百合煲瘦肉

- 百合、莲子各30克，瘦猪肉250克，盐适量，煲汤食用。
- 此汤有固摄精气，宁心安神的功效。

莲子冰糖益精茶

- 茶叶10克，莲子（带心）50克，冰糖30克，鸡蛋1个，煮汤食用。
- 此方可健脾养心，固精止泻。

【病症简介】

　　不育症指正常育龄夫妇婚后有正常性生活，长期不避孕，却未生育。在已婚夫妇中发生不育者有 15%，其中单纯女性因素为 50%，单纯男性为 30% 左右。男性多由于内分泌疾病、生殖道感染、性功能障碍等引起。

男性不育症

症状

男子婚后2年，有正常性生活，且未行避孕，不能让女方怀孕。

男性不育症
艾灸疗法扫扫看

艾灸疗法

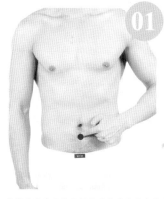

01 艾盒灸气海

点燃艾灸盒放于气海穴上灸治 10 ~ 15 分钟，感觉温热舒适而不灼烫为宜。

『穴位定位』

位于下腹部，前正中线上，当脐中下 1.5 寸。

艾盒灸关元　02

点燃艾灸盒放于关元穴上灸治 10 ~ 15 分钟，感觉温热舒适而不灼烫为宜。

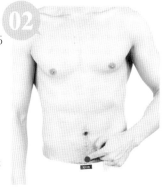

『穴位定位』

位于下腹部，前正中线上，当脐中下 3 寸。

03 温和灸足三里

用艾条温和灸法灸治足三里穴 10 分钟。对侧以同样的方法操作。

 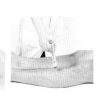

『穴位定位』

位于小腿前外侧，当犊鼻下 3 寸，距胫骨前缘一横指（中指）。

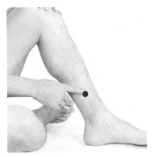
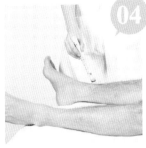

04 **回旋灸三阴交**

用艾条回旋灸法灸治三阴交穴10 ~ 15分钟。对侧以同样的方法操作。

『穴位定位』

位于小腿内侧，当足内踝尖上3寸，胫骨内侧缘后方。

【专家解析】

气海位于小腹，为元气之海，关元、三阴交为足三阴经交会穴，三穴既可健脾益气，又可滋补肝肾；足三里可补后天之气，使精血生化之源旺盛。

注意：死精过多，或伴有遗精，小便短赤，尿后滴白，苔黄腻的湿热下注型，不宜艾灸。

随证加穴艾灸

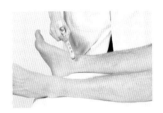
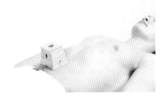
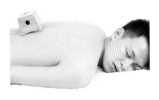

①肾精亏损型＋太溪

典型特征：精液量少，或死精过多，或精液黏稠不化，精神疲惫，腰膝酸软，头晕耳鸣。

艾灸：用艾条温和灸法灸10 ~ 15分钟。

②肾阳不足型＋神阙

典型特征：精冷，腰酸，畏寒肢冷，面色无华。

艾灸：点燃艾灸盒放于神阙穴上灸治10 ~ 15分钟。

③气血虚弱型＋胃俞

典型特征：面色萎黄，少气懒言，体倦乏力，心悸失眠，头晕目眩，食少便溏。

艾灸：点燃艾灸盒放于胃俞穴上灸治10 ~ 15分钟。

✚ 老中医经验方

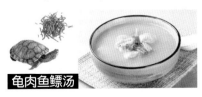

龟肉鱼鳔汤

- 肉桂15克，龟肉150克，鱼鳔30克，精盐、味精各适量，煲汤食用。
- 此汤有补益肾阳，滋阴养血的作用。

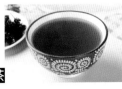

杜仲五味子茶

- 炒杜仲10克，五味子3克，蔗糖30毫升，煮汤饮用。
- 对肾虚精亏的不育患者有一定疗效。

性冷淡

（症状）

性爱抚无反应或快感不足，对性爱有抵触心理。

【病症简介】

　　性冷淡是指由于疾病、精神、年龄等因素导致的性欲缺乏，即对性生活缺乏兴趣。主要生理症状有：性爱抚无反应或快感反应不足；性器官发育不良或萎缩，老化等。心理表现有性爱恐惧，厌恶及心理抵触等。

艾灸疗法

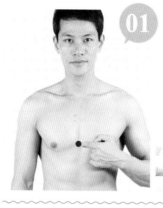

01 回旋灸膻中

用艾条回旋灸法灸治膻中穴10分钟，以局部有温热感为宜。

『穴位定位』

位于胸部，当前正中线上，平第四肋间，两乳头连线的中点。

回旋灸乳根

用艾条回旋灸法灸治乳根穴10分钟，以局部感觉温热舒适为度。

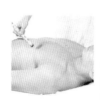

『穴位定位』

位于胸部，当乳头直下，乳房根部，第五肋间隙，距前正中线4寸。

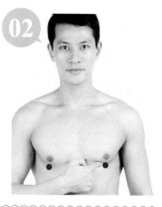

03 艾盒灸命门

将点燃的艾灸盒放于命门穴上灸治10～15分钟。

『穴位定位』

位于腰部，当后正中线上，第二腰椎棘突下凹陷中。

性冷淡
艾灸疗法扫扫看

【病症简介】

尿道炎是由于尿道损伤、尿道内异物、尿道梗阻、邻近器官出现炎症或性生活不洁等原因引起的尿道细菌感染。因女性尿道短、直，所以多见于女性患者。

艾灸疗法

艾盒灸神阙

点燃艾灸盒放于神阙穴上灸治 10 ～ 15 分钟，感觉温热舒适而不灼烫为宜。

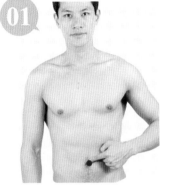

『穴位定位』

位于腹中部，脐中央。

温和灸三阴交

用艾条温和灸法灸治三阴交穴 10 ～ 15 分钟。对侧以同样的方法操作。

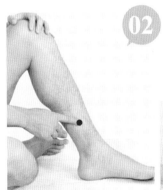

『穴位定位』

位于小腿内侧，当足内踝尖上 3 寸，胫骨内侧缘后方。

艾盒灸膀胱俞

点燃艾灸盒放于膀胱俞穴上灸治 10 ～ 15 分钟，感觉温热舒适而不灼烫为宜。

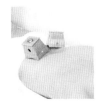

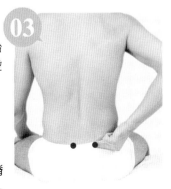

『穴位定位』

位于骶部，当骶正中嵴旁 1.5 寸，平第二骶后孔。

尿道炎

症状 尿频、尿痛、尿急和血尿，常见尿道口有脓性分泌物。

尿道炎、艾灸疗法扫扫看

阴囊潮湿

症状

男性阴囊糜烂、潮湿、瘙痒。

【病症简介】

阴囊潮湿是由脾虚肾虚、药物过敏、缺乏维生素、真菌滋生等原因引起的，是一种男性特有的皮肤病。可分为急性期、亚急性期、慢性期三个过程。中医认为，风邪、湿邪、热邪、血虚、虫淫等为致病的主要原因。

艾灸疗法

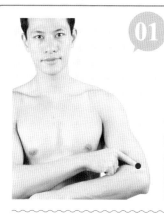

01 回旋灸曲池

用艾条回旋灸法灸曲池穴 10 分钟，以局部皮肤潮红发热为度。

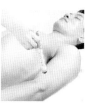

『穴位定位』

位于肘横纹外侧端，屈肘，当尺泽与肱骨外上髁连线中点。

回旋灸阴陵泉 02

用艾条回旋灸法灸阴陵泉穴 10 分钟，以局部皮肤潮红发热为度。

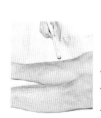

『穴位定位』

位于小腿内侧，胫骨内侧髁下方与胫骨内侧缘之间的凹陷处。

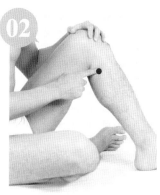

03 雀啄灸太冲

用艾条雀啄灸法灸太冲穴 10 分钟，以局部皮肤潮红发热为度。对侧以同样的方法操作。

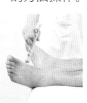

『穴位定位』

位于足背侧，第一、二跖骨结合部前方凹陷中。

阴囊潮湿
艾灸疗法扫码看

【病症简介】

　　膀胱炎是泌尿系统最常见的疾病，多见于女性。膀胱炎大多是由于细菌感染所引起，过于劳累、受凉、长时间憋尿、性生活不洁也容易发病。膀胱炎分为急性与慢性两种，两者可互相转化。

膀胱炎

症状

尿频、尿急、尿痛、脓尿、血尿等。

艾灸疗法

艾盒灸中极

点燃艾灸盒放于中极穴上灸治10分钟，感觉温热舒适而不灼烫为宜。

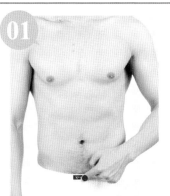

『穴位定位』

位于下腹部，前正中线上，当脐中下4寸。

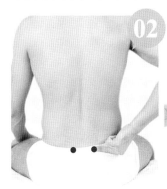

艾盒灸膀胱俞

将点燃的艾灸盒放于膀胱俞穴上灸治10分钟，感觉温热舒适而不灼烫为宜。

『穴位定位』

位于骶部，当骶正中嵴旁1.5寸,平第二骶后孔。

温和灸三阴交

用艾条温和灸法灸治三阴交穴10分钟。对侧以同样的方法操作。

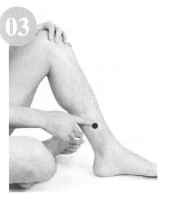

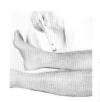

『穴位定位』

位于小腿内侧，当足内踝尖上3寸，胫骨内侧缘后方。

膀胱炎
艾灸疗法扫扫看

尿潴留

症状

排尿不畅、尿频，常有尿不尽感，有时还会尿失禁。

【病症简介】

　　尿潴留是指膀胱内积有大量尿液而不能排出的疾病，分为急性和慢性。前者表现为急性发生的膀胱胀满而无法排尿。后者是由于梗阻病变引起的排尿困难，表现为尿频、尿不尽感，下腹胀满不适，可出现尿失禁。

艾灸疗法

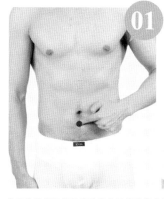

01 艾盒灸气海

点燃艾灸盒放于气海穴上灸治10分钟，以局部皮肤潮红发热为度。

『穴位定位』

位于下腹部，前正中线上，当脐中下1.5寸。

艾盒灸关元 02

点燃艾灸盒放于关元穴上灸治10分钟，以局部皮肤潮红发热为度。

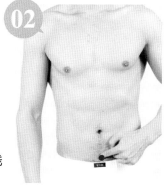

『穴位定位』

位于下腹部，前正中线上，当脐中下3寸。

03 艾盒灸膀胱俞

将点燃的艾灸盒放于膀胱俞穴上灸治10～15分钟，感觉温热舒适而不灼烫为宜。

『穴位定位』

位于骶部，骶正中嵴旁1.5寸，平第二骶后孔。

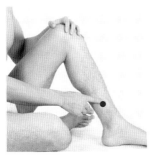
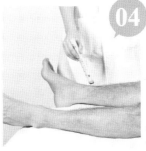

04 温和灸三阴交

用艾条温和灸法灸治三阴交穴5 ~ 10 分钟。对侧以同样的方法操作。

『穴位定位』

位于小腿内侧，当足内踝尖上 3寸，胫骨内侧缘后方。

【专家解析】

关元、气海、三阴交均为足三阴经交会穴，可调理肝、脾、肾，以助膀胱气化；膀胱俞疏调膀胱气化功能。

注意：小便量少难出，小腹胀满，口苦口黏，口渴不欲饮，大便不畅的湿热下注型不宜艾灸。

随证加穴艾灸

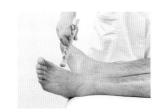

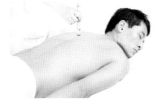

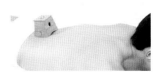

①肝郁气滞型 + 太冲

典型特征： 小便不通或通而不畅，小腹胀急，胁痛，口苦。

艾灸： 用艾条温和灸法灸太冲穴 10 ~ 15 分钟。

②瘀浊闭阻型 + 膈俞

典型特征： 小便淋漓不畅，或时而通畅时而阻塞，小腹胀满疼痛，舌紫暗。

艾灸： 用艾条回旋灸法灸膈俞穴 10 ~ 15 分钟。

③肾气亏虚型 + 肾俞

典型特征： 小便不通，或淋漓不畅，排出无力，腰膝酸软，精神不振。

艾灸： 点燃艾灸盒放于肾俞穴上灸 10 ~ 15 分钟。

✚ 老中医经验方

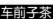

通草车前子茶

- 通草 5 克，车前子、白茅根、黄芪各少许，煮汤当茶饮。
- 适用于湿热下注型尿潴留患者。

车前子茶

- 车前子 10 克，煎汤当茶饮。
- 此方适用于尿潴留患者饮用。

慢性肾炎

症状

血尿、水肿、高血压，伴有全身乏力、纳差、腹胀、贫血等。

【病症简介】

慢性肾炎是一种以慢性肾小球病变为主的肾小球疾病，也是一种常见的慢性肾脏疾病。此病潜伏时间长，病情发展缓慢，它可发生于任何年龄，但以青、中年男性为主，病程长达 1 年以上。

艾灸疗法

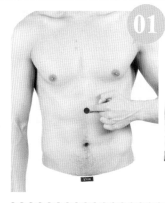

01 艾盒灸中脘

将点燃的艾灸盒放于中脘穴上灸治 10 分钟，以局部感觉温热舒适为度。

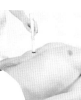

『穴位定位』

位于上腹部，前正中线上，当脐中上 4 寸。

温和灸涌泉

用艾条温和灸法灸治涌泉穴 10 分钟。对侧以同样的方法操作。

『穴位定位』

位于足底二、三趾趾缝纹头端与足跟连线的前 1/3 与后 2/3 交点上。

03 艾盒灸肾俞

将点燃的艾灸盒放于肾俞穴上灸治 10 ~ 15 分钟，以局部感觉温热舒适为度。

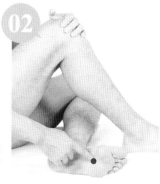

『穴位定位』

位于腰部，当第二腰椎棘突下，旁开 1.5 寸。

慢性肾炎
艾灸疗法扫扫看

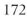

俗话说"伤筋动骨一百天",在现代社会，随着工业化的进程，出现了一些新的骨伤危害，如车祸，管制工具、工业硬件的伤害等。当患有骨伤疾病时，一般会出现剧痛、麻木、关节僵硬、活动受限等，通过艾灸疗法刺激经络穴位可以舒筋活络，调补气血，从而改善上述症状。

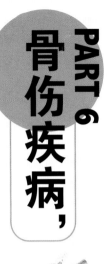

PART 6
骨伤疾病，
『艾』到痛自除

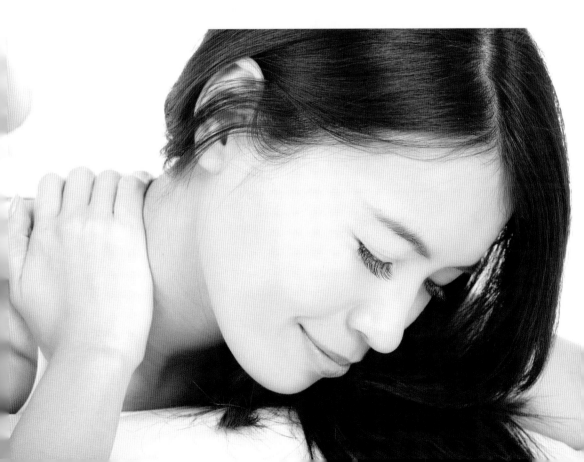

颈椎病

症状

上肢感觉减退等。头、颈、肩、臂疼痛或麻木，头晕，

【病症简介】

颈椎病多因颈椎骨、椎间盘及其周围纤维结构损害，致使颈椎间隙变窄，关节囊松弛，内平衡失调的一组临床综合征。中医认为本病多因督脉受损，经络闭阻，或气血不足所致。

艾灸疗法

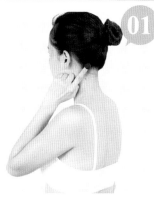

01 温和灸风池

用艾条温和灸法分别灸治两侧风池穴10分钟，以局部温热舒适为度。

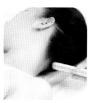

『穴位定位』

位于项部，当枕骨之下，与风府相平，胸锁乳突肌与斜方肌上端之间的凹陷处。

艾盒灸大杼 02

将点燃的艾灸盒放于背部大杼穴上，灸治10分钟，局部感觉温热舒适为度。

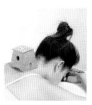

『穴位定位』

位于背部，当第一胸椎棘突下，旁开1.5寸。

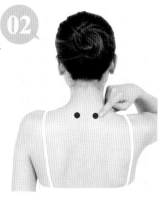

03 温和灸肩髃

用艾条温和灸法灸治肩髃穴10 ～ 15分钟，以局部温热舒适为度。对侧以同样的方法操作。

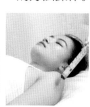

『穴位定位』

位于肩部，三角肌上，臂外展，或向前平伸时，当肩峰前下方凹陷处。

颈椎病
艾灸疗法扫扫看

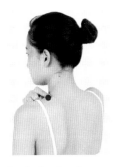
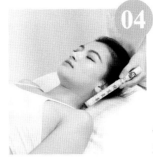

04 温和灸肩井

用艾条温和灸法灸治肩井穴 10 ~ 15 分钟，以局部温热舒适为度。

『穴位定位』

位于肩上，前直乳中穴，当大椎穴与肩峰端连线的中点上。

【专家解析】

灸风池穴可祛风散寒，疏筋活络；颈椎病多会引起肩臂疼痛，根据局部取穴，选肩髃、肩井，疏经通络止痛；大杼穴可用于治疗颈、肩、背部疼痛，有舒筋活络，通经止痛的作用。

随证加穴艾灸

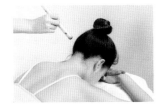

①风寒痹阻型 + 风府

典型特征： 夜寐露肩或久卧湿地而致颈项脊痛，肩臂酸楚，颈部活动受限，甚则手臂麻木发冷，遇寒加重。

艾灸： 用艾条温和灸法灸风府穴 10 分钟。

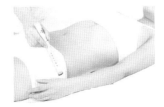
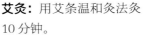

②劳伤血瘀型 + 合谷

典型特征： 有外伤史或久坐低头职业者，颈项、肩臂疼痛，手指麻木，劳累后加重，项部僵直，活动不利。

艾灸： 用艾条温和灸法灸 10 分钟。

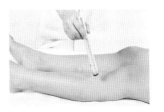

③肝肾亏虚型 + 足三里

典型特征： 颈项、肩臂疼痛，四肢麻木乏力，伴头晕眼花，耳鸣，腰膝酸软，遗精，月经不调。

艾灸： 用艾条温和灸法灸 10 分钟。

✚ 老中医经验方

川芎白芷鱼头汤

- 川芎、白芷各 15 克，鳙鱼头 1 个，炖汤食用。
- 常食可祛风散寒，活血通络。

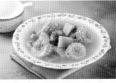

葛根煲猪脊骨

- 葛根 30 克，猪脊骨 500 克，玉米块 100 克，煲汤食用。
- 此方可益气养阴，舒筋活络。

落枕

症状

侧歪斜，甚则痛引患侧肩背及上肢。颈项部强直酸痛，不能转动自如，并向一

【病症简介】

落枕多因睡卧时体位不当，造成颈部肌肉损伤，或颈部感受风寒，或外伤，致使经络不通，气血凝滞，筋脉拘急而成。中医治疗落枕的方法很多，推拿、针灸、热敷等均有良好的效果。

艾灸疗法

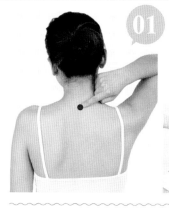

01 回旋灸大椎

先用艾条回旋灸法灸治大椎穴10分钟，再用雀啄灸法灸治5分钟。

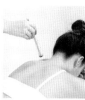

『穴位定位』

位于后正中线上，第七颈椎棘突下凹陷中。

回旋灸肩中俞

用艾条回旋灸法灸治肩中俞穴10～15分钟。对侧以同样的方法操作。

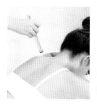

『穴位定位』

位于背部，当第七颈椎棘突下，旁开2寸。

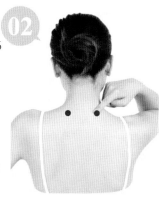
02

03 回旋灸悬钟

用艾条回旋灸法灸治悬钟穴10～15分钟。对侧以同样的方法操作。

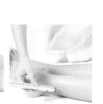

『穴位定位』

位于小腿外侧，当外踝尖上3寸，腓骨前缘。

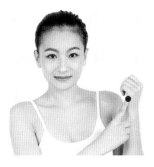
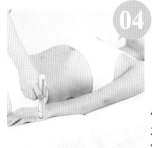

04 雀啄灸后溪

用艾条雀啄灸法灸治后溪穴
10 ~ 15 分钟。

『穴位定位』

位于手掌尺侧，微握拳，当小指
本节（第五掌骨关节）后的远侧
掌横纹头赤白肉际处。

【专家解析】

大椎位于项背部，可疏通局部经气，使脉络通畅，通则不痛；后溪属于手太阳小肠经，又为八脉交会穴，通于督脉，灸之可疏通项背部经气；悬钟是足少阳胆经经穴，能疏通经络，宣通经气；肩中俞疏通局部经络气血，可以缓解拘急僵硬。

随证加穴艾灸

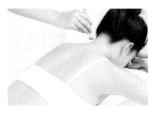
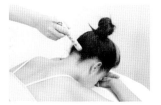
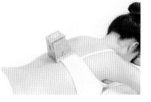

①睡姿不良型 + 颈百劳

典型特征： 近日有睡姿不良、头枕过度偏转的情况，颈部肌肉痉挛、僵硬，压痛明显。

艾灸： 用艾条温和灸法灸10 ~ 15 分钟。

②风寒侵淫型 + 风池

典型特征： 颈肩疼痛，颈部肌肉压痛、僵硬，伴有形寒怕冷，全身酸楚，恶风怕冷等外感风寒症状。

艾灸： 用艾条雀啄灸法灸10 ~ 15 分钟。

③肝肾亏虚型 + 肝俞

典型特征： 平素为肝肾亏虚之人，或有颈椎病史，颈部肌肉压痛不明显、僵硬，伴头晕眼花，腰膝酸软。

艾灸： 点燃艾灸盒放于肝俞穴上灸 10 ~ 15 分钟。

✚ 老中医经验方

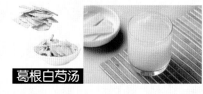

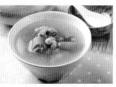

葛根白芍汤

- 葛根 100 克，白芍 50 克，甘草 20 克，煎汤取汁，用毛巾蘸取趁热外敷。
- 本方外敷可活血化瘀。

桂枝防风汤

- 桂枝、防风各 15 克，荆芥、没药各 10 克，加水煮，用毛巾蘸药液热敷。
- 外敷治疗风寒侵袭引起的落枕。

肩周炎

症状

患肢肩关节疼痛，昼轻夜重，活动受限，日久出现废用性萎缩。

【病症简介】

肩周炎是肩部关节囊和关节周围软组织的一种退行性、炎症性慢性疾患。中医认为本病多由气血不足，营卫不固，风、寒、湿之邪侵袭肩部经络，致使筋脉收引，气血运行不畅而成，或因外伤劳损，经脉滞涩所致。

艾灸疗法

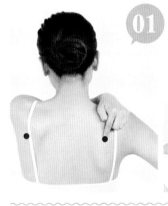

01 隔姜灸天宗

用艾条隔姜灸法灸治天宗穴 10 ~ 15 分钟。对侧以同样的方法操作。

『穴位定位』

位于肩胛部，当冈下窝中央凹陷处，与第四胸椎相平。

回旋灸肩髃 02

用艾条回旋灸法灸治肩髃穴 10 ~ 15 分钟。对侧以同样的方法操作。

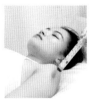

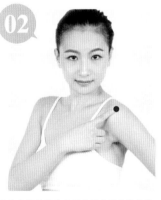

『穴位定位』

位于肩部，三角肌上，臂外展，或向前平伸时，当肩峰前下方凹陷处。

03 回旋灸肩贞

用艾条回旋灸法灸治肩贞穴 10 ~ 15 分钟。对侧以同样的方法操作。

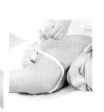

『穴位定位』

位于肩关节后下方，臂内收时，腋后纹头上 1 寸（指寸）。

肩周炎
艾灸疗法扫扫看

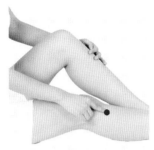
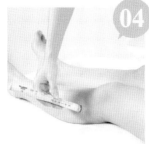

04 【回旋灸阳陵泉】

用艾条回旋灸法灸治阳陵泉穴
10 ~ 15 分钟。对侧以同样的
方法操作。

『穴位定位』

位于小腿外侧,当腓骨小头前下
方的凹陷中。

【专家解析】

　　肩周炎病位在肩,取天宗、肩髃、肩贞三穴,灸之可祛风散寒,舒筋通络止痛;阳陵
泉为筋会,可舒筋活络,通络止痛。

注意:肩部酸重疼痛或肿胀灼热,遇热痛重,得凉稍缓,疼痛拒按的湿热型,不宜艾灸。

随证加穴艾灸

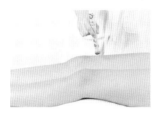
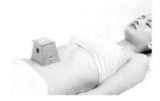
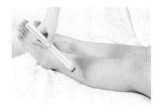

①瘀血型 + 血海

典型特征: 肩部疼痛剧烈,
如针刺或刀割样跳痛,痛
处不移,拒按,夜晚痛甚,
舌质暗或有瘀斑、瘀点。

艾灸: 用艾条回旋灸法灸
10 ~ 15 分钟。

②寒凝型 + 神阙

典型特征: 肩部疼痛,痛
牵肩胛、背部及颈项,压
痛明显,得热痛减,阴冷
天加剧,夜晚痛重。

艾灸: 点燃艾灸盒放于神
阙穴上灸治10 ~ 15 分钟。

③痰湿型 + 丰隆

典型特征: 肩部沉重酸痛,
或有肿胀,痛有定处,肩
臂麻木,关节活动不利,
素体肥胖。

艾灸: 用艾条回旋灸法灸
10 ~ 15 分钟。

✚ 老中医经验方

桑枝鸡汤

- 桑枝60克,老母鸡1只,煲汤食用。
- 此方可祛风湿,通经络,补气血,
  适合风湿痹痛引起的肩周炎。

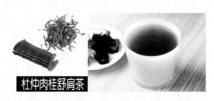

杜仲肉桂舒肩茶

- 杜仲、肉桂各9克,铁观音6克,肉桂、
  杜仲煮15分钟,滤汁泡铁观音饮用。
- 此方可活血通络,舒缓疲劳不适。

膝关节炎

症状

膝部酸痛，膝关节肿胀、僵硬、发冷、弹响，严重时活动受限。

【病症简介】

膝关节炎是最常见的关节炎之一，是软骨退行性病变和关节边缘骨赘的慢性进行性退化性疾病。以软骨磨损为其发病主要因素，好发于体重偏重者和中老年人。一般在发病的前期，没有明显的症状。

艾灸疗法

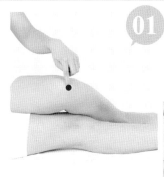

01 隔姜灸鹤顶

用隔姜灸法灸治鹤顶穴 10 分钟，以局部潮红发热为度。

『穴位定位』

位于膝上部，髌底的中点上方凹陷处。

温和灸犊鼻 02

用艾条温和灸法灸治犊鼻穴 10 分钟，以局部感觉温热舒适为度。

『穴位定位』

屈膝，位于膝部髌骨与髌韧带外侧凹陷中。

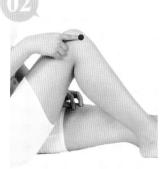

03 回旋灸膝阳关

用艾条回旋灸法灸治膝阳关穴10分钟。对侧以同样的方法操作。

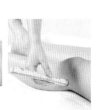

『穴位定位』

位于膝外侧，当阳陵泉上 3 寸，股骨外上髁上方的凹陷处。

膝关节炎
艾灸疗法扫扫看

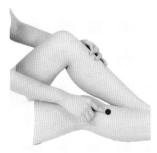
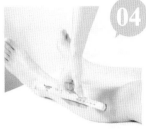

04 **回旋灸阳陵泉**

用艾条回旋灸法灸治阳陵泉穴10 分钟，以局部感觉温热舒适为度。

『穴位定位』

位于小腿外侧，当腓骨小头前下方凹陷处。

【专家解析】

疼痛局部取穴及循经选穴可疏通经络气血，使营卫调和，"通则不痛"，痹痛遂解。注意：膝关节疼痛，局部灼热红肿，痛不可触，膝关节活动不利，伴有发热，恶风，口渴，烦闷等症状的热证型膝关节炎，不适宜艾灸疗法。

随证加穴艾灸

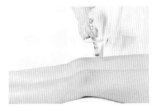
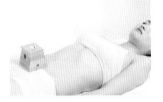
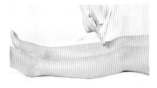

①风痹 + 血海

典型特征：疼痛游走，痛无定处，时见恶风发热，舌淡，苔薄白。

艾灸：用艾条回旋灸法灸治血海穴 10 分钟。

②寒痹 + 关元

典型特征：膝关节疼痛较剧，痛有定处，遇寒痛增，得热痛减，局部皮色不红，触之不热。

艾灸：点燃艾灸盒放于关元穴上灸治 10 ~ 15 分钟。

③湿痹 + 阴陵泉

典型特征：膝关节酸痛，重着不移，或有肿胀，肌肤麻木不仁，阴雨天加重或发作。

艾灸：用艾条回旋灸法灸10 ~ 15 分钟。

➕ 老中医经验方

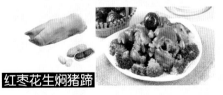
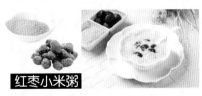

红枣花生焖猪蹄

- 猪蹄 1 个，花生半碗，红枣 8 个，西蓝花 20 克，焖熟食用。
- 此方可缓解关节炎症疼痛。

红枣小米粥

- 小米 50 克，红枣 20 克，煮粥食用。
- 此粥可利尿消炎，降压降脂，养心止痛。

腰椎间盘突出症

症状 腰痛，可伴有臀部、下肢放射状疼痛。

【病症简介】

　　腰椎间盘突出症是指由于腰椎间盘退行性改变后弹性下降而膨出椎间盘，纤维环破裂髓核突出，压迫神经根、脊髓而引起的以腰腿痛为主的临床特征。严重者会出现大、小便障碍，会阴和肛周异常等症状。

艾灸疗法

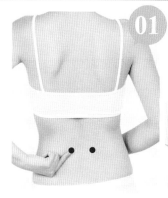
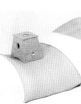

01 艾盒灸肾俞

点燃艾灸盒放于肾俞穴上灸治 10 ~ 15 分钟，以局部皮肤潮红发热为宜。

『穴位定位』

位于腰部，当第二腰椎棘突下，旁开 1.5 寸。

艾盒灸大肠俞

将点燃艾灸盒放于腰部大肠俞穴上灸治 10 ~ 15 分钟，以局部皮肤潮红发热为宜。

『穴位定位』

位于腰部，当第四腰椎棘突下，旁开 1.5 寸。

03 艾盒灸委中

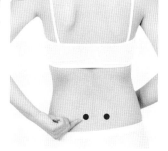

点燃艾灸盒放于委中穴上灸治 5 ~ 10 分钟，以局部皮肤潮红发热为宜。

『穴位定位』

位于腘横纹中点，当股二头肌腱与半腱肌肌腱的中间。

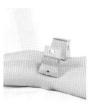

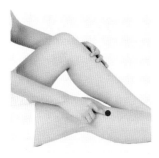
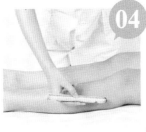

04 悬灸阳陵泉

用艾条悬灸法灸治阳陵泉穴10 ~ 15分钟，以局部皮肤潮红发热为宜。

『穴位定位』

位于小腿外侧，当腓骨小头前下方凹陷处。

【专家解析】

　　腰为肾之府，肾俞可壮腰益肾；大肠俞可疏通局部经络气血，通经止痛；委中是腰背足太阳膀胱经两分支在腘窝的汇合点，"腰背委中求"，可疏通腰背部经脉之气血；阳陵泉为筋会，可舒筋活络，通络止痛。

随证加穴艾灸

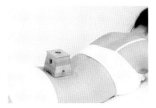
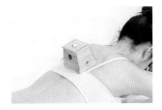
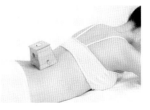

①寒湿型 + 腰阳关

典型特征： 腰部受寒史，阴雨风冷时加重，腰部冷痛、酸麻，或拘挛不可俯仰，或疼痛连及下肢。

艾灸： 点燃艾灸盒放于腰阳关上灸治10 ~ 15分钟。

②瘀血型 + 膈俞

典型特征： 腰部有劳损或陈伤史，晨起、劳累、久坐时加重，腰部肌肉触之有僵硬感，痛处固定不移。

艾灸： 点燃艾灸盒放于膈俞穴上灸治10 ~ 15分钟。

③肾虚型 + 命门

典型特征： 起病缓慢，腰部隐隐作痛（以酸痛为主），乏力易倦。

艾灸： 点燃艾灸盒放于命门穴上灸治10 ~ 15分钟。

✚ 老中医经验方

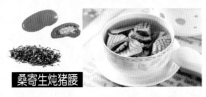

桑寄生炖猪腰

• 桑寄生10克，猪腰200克，姜片、葱段各少许，炖汤食用。

• 此方可祛风湿，益肝肾，强筋骨。

杜仲猪腰

• 杜仲20克，猪腰1 ~ 2个，蒸熟后食用。

• 此方用于肾虚型腰椎间盘突出症。

脚踝疼痛

症状

有脚踝扭伤史，脚踝疼痛，甚则不敢行走用力。

脚踝疼痛
艾灸疗法扫扫看

【病症简介】

脚踝疼痛是由于不适当的运动超出了脚踝的承受力，造成脚踝软组织损伤，而出现疼痛症状。严重者可造成脚踝滑膜炎、创伤性关节炎等疾病。患者日常生活中不宜扛重物，要注意患肢保暖，适当活动。

艾灸疗法

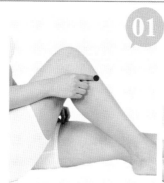

01 温和灸足三里

用艾条温和灸法灸足三里穴 10 ~ 15 分钟，以局部感觉温热舒适为度。

『穴位定位』

位于小腿前外侧，当犊鼻下 3 寸，距胫骨前缘一横指（中指）。

回旋灸太溪

用艾条回旋灸法灸治太溪穴 10 ~ 15 分钟。对侧以同样的方法操作。

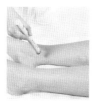

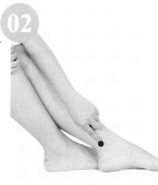

02

『穴位定位』

位于足内侧，内踝后方，当内踝尖与跟腱之间的凹陷处。

03 回旋灸照海

用艾条回旋灸法灸治照海穴 10 ~ 15 分钟。对侧以同样的方法操作。

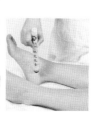

『穴位定位』

位于足内侧，内踝尖正下方凹陷处。

【病症简介】

　　腿抽筋又称肌肉痉挛，小腿肌肉痉挛最为常见。外界环境的寒冷刺激、出汗过多、疲劳过度、睡眠不足、缺钙、睡眠姿势不好都会引起小腿肌肉痉挛。预防腿脚抽筋要注意保暖，经常锻炼，适当补钙。

艾灸疗法

温和灸承山

用艾条温和灸法灸治承山穴 10 ～ 15 分钟，以局部感觉温热舒适为度。

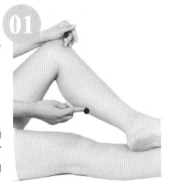

『穴位定位』

位于小腿后面正中，当伸直小腿或足跟上提时腓肠肌肌腹下出现尖角凹陷处。

温和灸委中

用艾条温和灸法灸治委中穴 10 ～ 15 分钟，以局部感觉温热舒适为度。

『穴位定位』

位于腘横纹中点，当股二头肌腱与半腱肌肌腱的中间。

温和灸阳陵泉

用艾条温和灸法灸治阳陵泉穴 10 ～ 15 分钟，以局部感觉温热舒适为度。

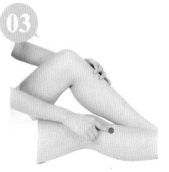

『穴位定位』

位于小腿外侧，当腓骨小头前下方的凹陷中。

小腿抽筋

症状

肌肉自发性的强直性收缩，发作时常感疼痛难忍。

小腿抽筋
艾灸疗法扫扫看

风湿性关节炎

症状

关节红肿热痛，肌肉游走性酸楚、疼痛。

【病症简介】

风湿性关节炎是一种急性或慢性结缔组织性炎症，多以急性发热及关节疼痛起病，好发于膝、踝、肩、肘、腕等大关节部位。疼痛游走不定，可由一个关节转移到另一个关节，也可几个关节同时发病，会经常反复发作。

艾灸疗法

01 隔姜灸鹤顶

用隔姜灸法灸鹤顶穴 10 分钟，以局部皮肤潮红发热为宜。

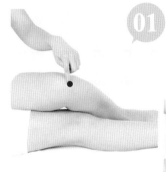

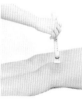

『穴位定位』

位于膝上部，髌底的中点上方凹陷处。

回旋灸膝眼

用艾条回旋灸法灸治膝眼穴 10 分钟。对侧以同样的方法操作。

02

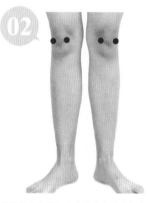

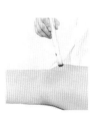

『穴位定位』

位于膝部，髌韧带两侧凹陷处，在内侧的称内膝眼，在外侧的称外膝眼。

03 悬灸足三里

用艾条悬灸法灸治足三里穴 10 分钟。对侧以同样的方法操作。

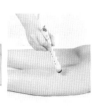

『穴位定位』

位于小腿前外侧，当犊鼻下 3 寸，距胫骨前缘一横指（中指）。

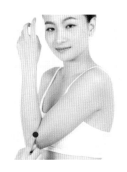
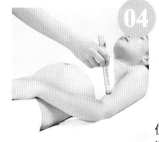

04 温和灸曲池

用艾条温和灸法灸治曲池穴 10 分钟。对侧以同样的方法操作。

『穴位定位』

位于肘横纹外侧端，屈肘，当尺泽与肱骨外上髁连线中点。

【专家解析】

疼痛局部取穴及循经选穴可疏通经络气血，使营卫调和，"通则不痛"，痹痛遂解。这里选用鹤顶、膝眼、足三里三穴可治疗膝关节疼痛；选用曲池治疗肘关节疼痛。

注意：关节灼热红肿，痛不可触，伴发热，恶风，口渴烦闷等症状的热痹，不宜艾灸。

随证加穴艾灸

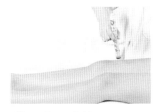

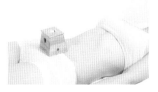

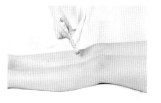

① 风痹 + 血海

典型特征：疼痛游走，痛无定处，时见恶风发热，舌淡、苔薄白。

艾灸：用艾条回旋灸法灸治血海穴 10 分钟。

② 寒痹 + 关元

典型特征：疼痛较剧，痛有定处，遇寒痛增，得热痛减，局部皮色不红，触之不热。

艾灸：点燃艾灸盒放于关元穴上灸 10 ~ 15 分钟。

③ 湿痹 + 阴陵泉

典型特征：肢体关节酸痛，重着不移，或有肿胀，肌肤麻木不仁，阴雨天加重或发作。

艾灸：用艾条回旋灸法灸 10 分钟。

✚ 老中医经验方

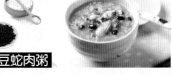

黑豆蛇肉粥

川乌黑豆鸡肉汤

- 黑豆 90 克，蛇（无毒）1 条，大米 50 克，生姜、红枣各少许，煮粥食用。

- 此方可养血祛风，通络除湿。

- 鸡肉 90 克，川乌 6 克，黑豆 60 克，红枣少许，煲汤食用。

- 此方可祛风逐湿，散寒止痛。

急性腰扭伤

症状

腰部扭伤后立即出现持续性剧烈疼痛、腰部无力等。

急性腰扭伤
艾灸疗法扫扫看

【病症简介】

急性腰扭伤是由于腰部肌肉、筋膜、韧带等部分软组织突然受到外力的作用过度牵拉引起的急性损伤，主要原因有肢体姿势不正确、动作不协调、用力过猛等。严重者可造成关节突骨折和隐性脊椎裂等疾病。

艾灸疗法

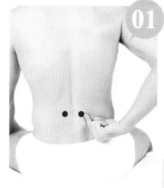

01 艾盒灸肾俞

将点燃的艾灸盒放于肾俞穴上，灸治10 ~ 15分钟，以局部感觉温热舒适为度。

『穴位定位』

位于腰部，当第二腰椎棘突下，旁开1.5寸。

艾盒灸腰阳关

将点燃的艾灸盒放于腰部腰阳关穴上，灸治10分钟，以局部温热舒适为度。

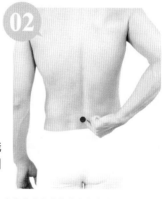

02

『穴位定位』

位于腰部，当后正中线上，第四腰椎棘突下凹陷中。

03

艾盒灸委中

将两个燃着的艾灸盒放于两侧委中穴上，灸治10分钟，以局部感觉温热舒适为度。

『穴位定位』

位于腘横纹中点，当股二头肌腱与半腱肌肌腱的中间。

【病症简介】

网球肘又称肱骨外上髁炎，是指手肘外侧肌腱疼痛发炎，多见于泥瓦工、钳工、木工、网球运动员等从事单纯臂力收缩运动工作的人群。握物、拧毛巾、端水瓶时疼痛会加重，休息时无明显症状。

艾灸疗法

温和灸肩髃

用艾条温和灸法灸治肩髃穴 10 分钟，以局部感觉温热舒适为度。

01

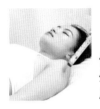

『穴位定位』

位于肩部三角肌上，臂外展或向前平伸时，当肩峰前下方凹陷处。

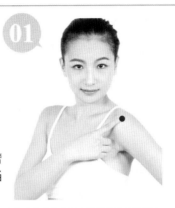

02

温和灸曲池

用艾条温和灸法灸治曲池穴 10 分钟，以局部感觉温热舒适为度。

『穴位定位』

位于肘横纹外侧端，屈肘，当尺泽与肱骨外上髁连线中点。

温和灸手三里

用艾条温和灸法灸治手三里穴 10 分钟，以局部感觉温热舒适为度。

03

『穴位定位』

位于前臂背面桡侧，当阳溪与曲池的连线上，肘横纹下 2 寸。

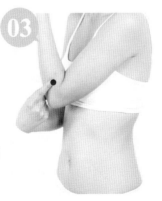

艾灸祛病
10

网球肘

症状

肘关节外侧部疼痛、手臂无力、酸胀不适等。

网球肘
艾灸疗法扫扫看

颞下颌关节功能紊乱综合征

症状 颞关节区酸胀疼痛、弹响、张口障碍。

颞下颌关节功能紊乱综合征
艾灸疗法扫扫看

【病症简介】

颞下颌关节紊乱综合征是指颞下颌关节部位在运动过程中出现杂音、下颌运动障碍、咀嚼肌疼痛等症状的征候群。好发于 20 ~ 30 岁的青壮年。多属于功能紊乱，或结构紊乱或是器质性改变。

艾灸疗法

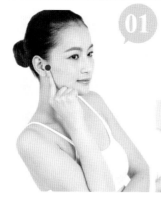
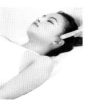

01 温和灸听宫

用艾条温和灸法灸治听宫穴 10 分钟，以局部感觉温热舒适为度。

『穴位定位』

位于面部，耳屏前，下颌骨髁突的后方，张口时呈凹陷处。

温和灸下关 02

用艾条温和灸法灸治下关穴 10 分钟，以局部感觉温热舒适为度。

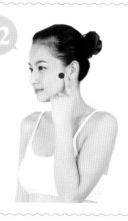

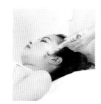

『穴位定位』

位于面部耳前方，当颧弓与下颌切迹所形成的凹陷中。

03 温和灸颊车

用艾条温和灸法灸治颊车穴 10 分钟，以局部感觉温热舒适为度。

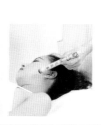

『穴位定位』

位于面颊部，下颌角前上方约一横指（中指），当咀嚼时咬肌隆起，按之凹陷处。

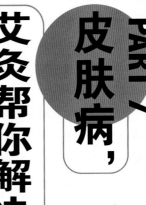

PART 7 皮肤病，艾灸帮你解决面子问题

爱美之心，人皆有之。现代女性把美容护肤作为日常生活的必修课。与其把大量时间、金钱浪费在美容院，不如在家艾灸轻轻松松实现美丽愿望。

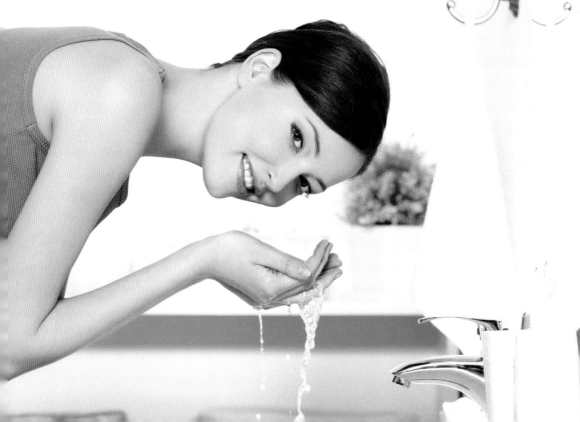

艾灸祛病 01

痤疮

症状

好发于面部及上胸背部，炎性丘疹、脓疱、结节、囊肿等。

【病症简介】

　　痤疮是美容皮肤科最常见的病症，又叫青春痘、粉刺、毛囊炎，多发于面部。痤疮的发生与多种因素有关，如饮食结构不合理、精神紧张、生活或工作环境不佳、便秘等。

艾灸疗法

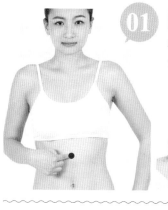

01 艾盒灸中脘

将点燃的艾灸盒放于中脘穴上，灸治10～15分钟，以感觉温热舒适为度。

『穴位定位』

位于上腹部，前正中线上，当脐中上4寸。

温和灸颧髎

用艾条温和灸法灸治颧髎穴10分钟，以局部感觉温热舒适为度。

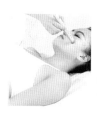

02

『穴位定位』

位于面部，当目外眦直下，颧骨下缘凹陷处。

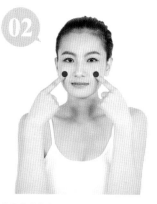

03 温和灸曲池

用艾条温和灸法灸治曲池穴10分钟，以局部感觉温热舒适为度。

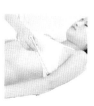

『穴位定位』

位于肘横纹外侧端，屈肘，当尺泽与肱骨外上髁连线中点。

痤疮
艾灸疗法扫扫看

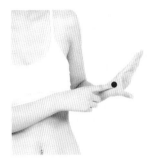
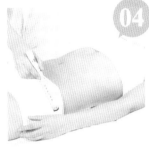

04 温和灸合谷

用艾条温和灸法灸治合谷穴 10 分钟，以局部感觉温热舒适为度。

『穴位定位』

位于手背，第一、二掌骨间，当第二掌骨桡侧的中点处。

【专家解析】

本病好发于颜面部，取颧髎疏通局部经气，使肌肤疏泄功能得以调畅；阳明经多气多血，其经脉走于面部，取合谷、曲池清泻阳明邪热；中脘健脾利湿化痰。

注意：丘疹红肿疼痛，或有脓疱，伴口臭，便秘，尿黄等的湿热蕴结型，不宜艾灸。

随证加穴艾灸

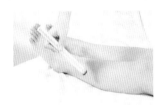

①痰湿凝滞型 + 丰隆

典型特征：丘疹以脓疱、结节、囊肿、瘢痕等多种损害为主，伴纳呆，便溏。

艾灸：用艾条回旋灸法灸治丰隆穴 10 分钟。

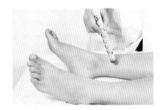

②冲任失调型 + 三阴交

典型特征：女性患者经期皮疹增多或加重，经后减轻，伴有月经不调。

艾灸：用艾条温和灸法灸治三阴交穴 10 分钟。

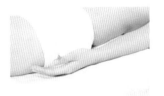

③肺经风热型 + 少商

典型特征：多发于颜面、胸背上部，色红，或痒痛。

艾灸：在少商穴处涂抹适量的凡士林，将艾炷置于少商穴上，点燃艾炷，灸治 3 ~ 5 壮。

✚ 老中医经验方

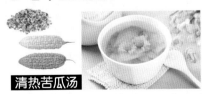

清热苦瓜汤

- 菊花 5 克，苦瓜 400 克，冰糖 20 克，煲汤食用。
- 此汤有清热利湿，解毒祛痘的功效。

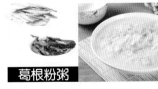

葛根粉粥

- 葛根 30 克，知母 10 克，大米 100 克，煮粥食用。
- 本品有清热除烦，泻火祛痘的功效。

艾灸祛病 02

荨麻疹

（症状）

皮肤出现形状不一的风团，淡红色或白色，边界清楚，瘙痒不止。

荨麻疹
艾灸疗法扫扫看

【病症简介】

荨麻疹俗称风疹块，中医称"瘾疹"，是一种常见的变态反应性疾病。本病多属突然发病，常因饮食、药物、肠道寄生虫、化学因素、精神因素及全身性疾患等引起发病。

艾灸疗法

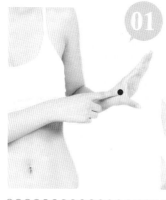

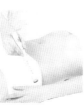

01 温和灸合谷

用艾条温和灸法灸治合谷穴10分钟，以局部感觉温热舒适为度。

『穴位定位』

位于手背，第一、二掌骨间，当第二掌骨桡侧的中点处。

温和灸行间

用艾条温和灸法灸治行间穴10分钟，以局部感觉温热舒适为度。

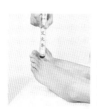

『穴位定位』

位于足背侧，当第一、第二趾间，趾蹼缘的后方赤白肉际处。

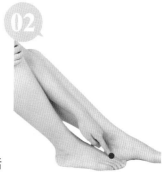

03 温和灸血海

用艾条温和灸法灸治血海穴10分钟，以局部感觉温热舒适为度。

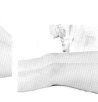

『穴位定位』

屈膝，位于大腿内侧，髌底内侧上2寸，股四头肌内侧头的隆起处。

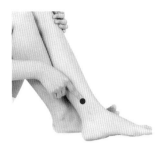
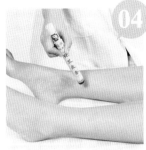

04 温和灸三阴交

用艾条温和灸法灸治三阴交穴 10 分钟，以局部感觉温热舒适为度。

『穴位定位』

位于小腿内侧，当足内踝尖上 3 寸，胫骨内侧缘后方。

【专家解析】

合谷属手阳明大肠经经穴，可通经络，行气血，疏风清热；行间可清热熄风；血海能活血止痒，寓有"治风先治血，血行风自灭"之意；三阴交可养血活血，润燥止痒。

注意：风团色红，脘腹疼痛，恶心呕吐，便秘或泄泻，苔黄腻的胃肠实热，不宜艾灸。

随证加穴艾灸

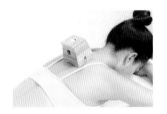
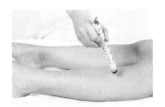
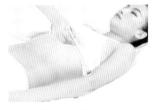

①风寒束表型 + 肺俞

典型特征： 风团色白，遇风寒加重，得暖则减，恶寒。

艾灸： 点燃艾灸盒放于肺俞穴上，灸 10 分钟。

②血虚风燥型 + 足三里

典型特征： 风疹反复发作，迁延日久，午后或夜间加剧，心烦少寐，口干，手足心热。

艾灸： 用艾条温和灸法灸 10 分钟。

③风热犯表型 + 曲池

典型特征： 风团色红，灼热剧痒，遇热加重，发热，咽喉肿痛。

艾灸： 用艾条温和灸法灸 10 分钟。

✚ 老中医经验方

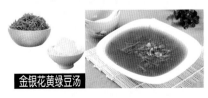

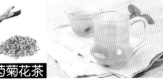

金银花黄绿豆汤

- 金银花、冰糖各 10 克，黄豆 30 克，绿豆 160 克，煲汤食用。
- 此方可清热凉血，透疹消肿。

赤芍菊花茶

- 赤芍 12 克，黄菊花 15 克，冬瓜皮 20 克，蜂蜜适量，煎汁后，调入蜂蜜。
- 此方可用于荨麻疹，皮肤瘙痒等症。

斑秃

突然出现圆形或椭圆形秃斑，数目不等，大小不一。

【病症简介】

斑秃也称圆形脱发症，是一种常见的局限性脱发，常常是突然或渐渐的成片的毛发、长毛或毳毛脱落。脱发区大小不等，一般多呈圆形、椭圆形或不规则形。患处皮肤光亮，无炎症现象，边界清楚。

艾灸疗法

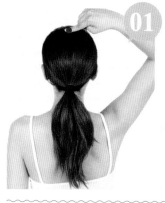

01 温和灸百会

用艾条温和灸法灸治百会穴 10 分钟，以局部感觉温热舒适为度。

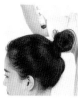

『穴位定位』

位于头部，当前发际正中直上 5 寸，或两耳尖连线的中点处。

温和灸大椎

用艾条温和灸法灸治大椎穴 10 分钟，以局部感觉温热舒适为度。

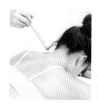

02

『穴位定位』

位于后正中线上，第七颈椎棘突下凹陷中。

03 艾盒灸肾俞

点燃艾灸盒放于肾俞穴上灸治 10 ~ 15 分钟，以局部皮肤发热为宜。

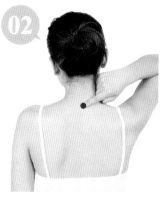

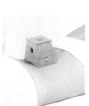

『穴位定位』

位于腰部，当第二腰椎棘突下，旁开 1.5 寸。

斑秃
艾灸疗法扫扫看

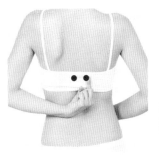
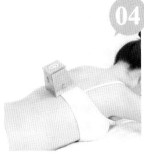

04 艾盒灸肝俞

点燃艾灸盒放于肝俞穴上，灸治 10 ～ 15 分钟，以局部感觉温热舒适为度。

『穴位定位』

位于背部，当第九胸椎棘突下，旁开 1.5 寸。

【专家解析】

百会为局部取穴，可疏通局部经络气血；大椎属督脉，诸阳之会穴，可激发诸阳经之气，补气生血；肝俞、肾俞可滋补肝肾，养血生发。

注意：突然脱发，大片脱落，伴头部烘热，性情急躁，心烦易怒的血热生风型不宜艾灸。

随证加穴艾灸

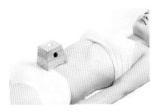
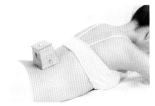
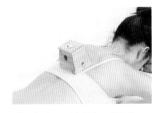

①气血两虚型 + 气海

典型特征：多于病后、产后脱发，由小而大，由少而多，渐进性加重，伴有唇白，心悸，气短，头昏。

艾灸：将艾灸盒放于气海穴上，灸 10 ～ 15 分钟。

②肝肾不足型 + 命门

典型特征：多见于 40 岁以上者，大片而均匀地脱落，伴面色苍白，肢体畏寒，头昏耳鸣等。

艾灸：将艾灸盒放于命门穴上，灸 10 ～ 15 分钟。

③瘀血阻络型 + 膈俞

典型特征：脱发前有头痛或头皮刺痛等自觉症状，继而出现斑块脱发，伴夜多恶梦，烦热不眠等症状。

艾灸：将艾灸盒放于膈俞穴上，灸 10 ～ 15 分钟。

✚ 老中医经验方

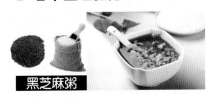

黑芝麻粥

- 黑芝麻 20 克，粳米 50 克，白糖适量，煮粥食用。
- 此方可改善头发早白、脱落的现象。

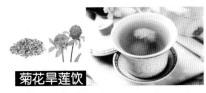

菊花旱莲饮

- 黄菊花 10 克，旱莲草 5 克，煎汤代茶饮。
- 改善斑秃伴有目眩，口干苦。

黄褐斑

（症状）

颜面中部有对称性蝴蝶状的黄褐色斑片，边缘清楚。

【病症简介】

黄褐斑，又称"蝴蝶斑"、"肝斑"，是有黄褐色色素沉着性的皮肤病。内分泌异常是本病发生的原因，与妊娠、月经不调、痛经、失眠、慢性肝病及日晒等有一定的关系。

艾灸疗法

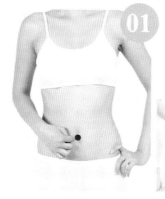

01 隔姜灸神厥

取一块 0.2 ~ 0.5 厘米厚的姜片，用牙签穿刺数孔，放于神阙穴，用艾条隔姜灸法灸治 10 ~ 15 分钟。

『穴位定位』

位于腹中部，脐中央。

隔姜灸足三里

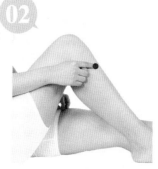

将姜片放于足三里穴上，用艾条隔姜灸法灸治 10 ~ 15 分钟。

『穴位定位』

位于小腿前外侧，当犊鼻下 3 寸，距胫骨前缘一横指（中指）。

03 艾盒灸肝俞

将点燃的艾灸盒放于肝俞穴上灸治 10 ~ 15 分钟，以局部皮肤潮红发热为度。

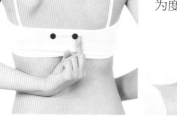

『穴位定位』

位于背部，当第九胸椎棘突下，旁开 1.5 寸。

黄褐斑
艾灸疗法扫扫看

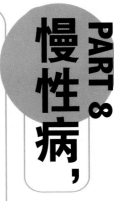

每个人从出生到死亡，都会经历一个发育、成长、衰老的发展演变过程，机体老化是一种不可避免的生理现象。外表的衰老在于皮肤松弛、皱纹滋生，体形萎缩、变形等，而更主要的是体内脏腑的衰老。脏腑功能减退，气血运行受阻，慢性病也如期而至。每天花费十几分钟，用艾灸刺激穴位，激发经络的调整功能，就能轻松享受艾灸带来的健康效果。

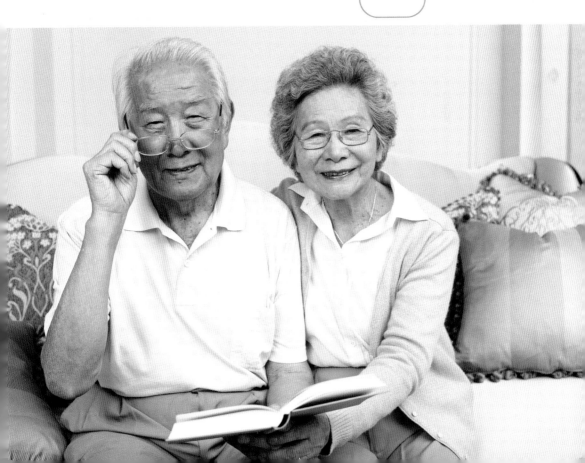

糖尿病

症状

即『三多一少』。

多饮、多食、多尿和体重减轻，

【病症简介】

糖尿病是由于血中胰岛素相对或绝对不足，导致血糖过高，出现糖尿，进而引起脂肪和蛋白质代谢紊乱的常见内分泌代谢性疾病。糖尿病可导致眼、肾、心血管系统及神经系统的损害及其功能障碍或衰竭。

艾灸疗法

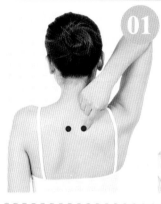

01 艾盒灸肺俞

点燃艾灸盒放于肺俞穴上灸治 10 ~ 15 分钟，以局部皮肤潮红发热为度。

『穴位定位』

位于背部，当第三胸椎棘突下，旁开 1.5 寸。

艾盒灸脾俞

点燃艾灸盒放于脾俞穴上灸治 10 ~ 15 分钟，以局部皮肤潮红发热为度。

『穴位定位』

位于背部，当第十一胸椎棘突下，旁开 1.5 寸。

03 雀啄灸足三里

用艾条雀啄灸法灸足三里穴 10 分钟，以局部皮肤潮红发热为度。对侧以同样的方法操作。

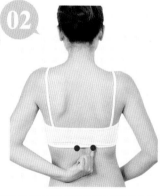

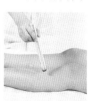

『穴位定位』

位于小腿前外侧，当犊鼻下 3 寸，距胫骨前缘一横指（中指）。

糖尿病。
艾灸疗法扫扫看

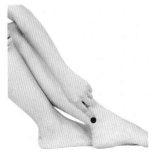
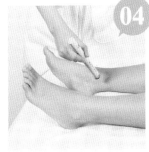

04 温和灸太溪

用艾条温和灸法灸 10 分钟，以局部皮肤潮红发热为度。

『穴位定位』

位于足内侧，内踝后方，当内踝尖与跟腱之间的凹陷处。

【专家解析】

糖尿病因肺燥、胃热、肾虚所致，故取肺俞穴清热润肺，生津止渴；脾俞穴、足三里穴清胃泻火，和中养阴；太溪穴益肾滋阴，增液润燥。

注意：烦渴喜冷饮，口干舌燥的津伤燥热型糖尿病患者不适宜艾灸疗法。

随证加穴艾灸

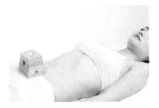

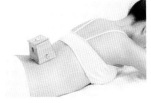

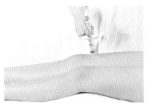

① 气阴两虚型 + 关元

典型特征： 口渴欲饮，能食易饥，尿频量多，神疲乏力。

艾灸： 将艾灸盒放于关元穴上，灸治 10 分钟。

② 阴阳两虚型 + 命门

典型特征： 多饮多尿，尿液混如脂膏，畏寒，四肢欠温，面色黧黑，耳轮干枯。

艾灸： 将艾灸盒放于命门穴上灸 10 ～ 15 分钟。

③ 瘀血阻滞型 + 血海

典型特征： 口干尿多，形体消瘦，面色晦暗，舌质暗或可见瘀斑。

艾灸： 用艾条回旋灸法灸血海穴 10 ～ 15 分钟。

✚ 老中医经验方

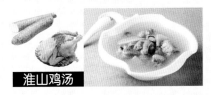

淮山鸡汤

- 淮山 400 克，鸡半只，瘦肉 50 克，姜、枸杞、红枣、盐各适量，煲汤食用。
- 可降低血糖，是糖尿病人的食疗佳品。

黄芪山药鱼汤

- 黄芪 15 克，山药 20 克，鲫鱼 1 条，姜、葱、盐适量，煮汤食用。
- 此方可调节血糖，利水消肿。

艾灸
祛病
02

高血压

（症状）

胀、头晕眼花、心悸、失眠等。

早期无明显症状，后期常见头痛头

高血压
艾灸疗法扫扫看

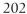

【病症简介】

高血压病是以动脉血压升高为主要临床表现的慢性全身性血管性疾病，血压高于 140/90mmHg 即可诊断为高血压。中医认为本病多因精神过度紧张，饮酒过度，嗜食肥甘厚味等所致。

艾灸疗法

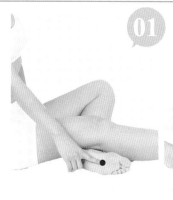

01 温和灸涌泉

用艾条温和灸法灸治 10 分钟。对侧以同样的方法操作。

『穴位定位』

位于足底二、三趾趾缝纹头端与足跟连线的前 1/3 与后 2/3 交点上。

雀啄灸太冲

用艾条雀啄灸法灸太冲穴 10 分钟，以局部皮肤潮红发热为度。对侧以同样的方法操作。

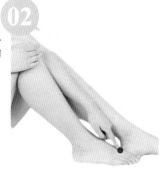

02

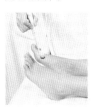

『穴位定位』

位于足背侧，第一、二跖骨结合部前方凹陷中。

03 温和灸内关

用艾条温和灸法灸内关穴 10 分钟，以局部皮肤潮红发热为度。对侧以同样的方法操作。

『穴位定位』

位于前臂掌侧，当曲泽与大陵的连线上，腕横纹上 2 寸，掌长肌腱与桡侧腕屈肌腱之间。

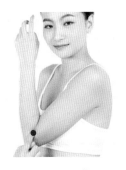
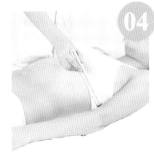

04 雀啄灸曲池

用艾条雀啄灸法灸曲池穴10分钟，以局部皮肤潮红发热为度。

『穴位定位』

位于肘横纹外侧端，屈肘，当尺泽与肱骨外上髁连线中点。

【专家解析】

涌泉可滋阴潜阳；太冲可疏肝理气，平降肝阳；内关可养心安神，缓解高血压引起的心悸、失眠；曲池可清泻阳明，理气降压。四穴合用滋阴降火，平肝潜阳。

注意：面红耳赤，烦燥不安，尿赤便秘的肝火亢盛型患者不宜艾灸。

随证加穴艾灸

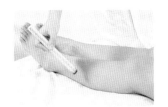

①痰湿壅盛型 + 丰隆

典型特征：头重，胸闷，呕恶痰涎。

艾灸：用艾条雀啄灸法灸丰隆穴10分钟，以局部皮肤潮红发热为度。

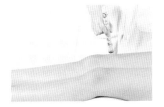

②气虚血瘀型 + 血海

典型特征：面色萎黄，气短乏力，唇甲青紫，舌质紫暗或有瘀点。

艾灸：用艾条雀啄灸法灸血海穴10分钟。对侧以同样的方法操作。

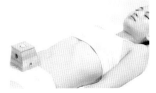

③阴阳两虚型 + 关元

典型特征：面色萎暗，耳鸣，动而气急，甚则咳喘，腰腿酸软，失眠或多梦，夜间多尿，时有水肿。

艾灸：将艾灸盒放于关元穴上灸10～15分钟。

✚ 老中医经验方

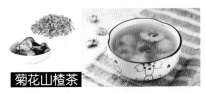

菊花山楂茶

- 山楂、菊花各10克，泡水当茶饮。
- 此茶有降压、降脂作用，适用于高脂血症、高血压患者。

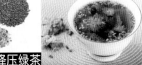

菊槐降压绿茶

- 菊花、槐花、绿茶各3克，泡水饮用。
- 此方有抑制心血管疾病的功效，是治疗高血压的佳品。

高脂血症

症状

出现黄色瘤或动脉硬化，多数患者无明显症状或异常体征。

【病症简介】

　　血脂主要是指血清中的胆固醇和甘油三酯。无论是胆固醇含量增高，还是甘油三酯的含量增高，或是两者皆增高，统称为高脂血症。高血脂可引起一些严重危害人体健康的疾病，如脑卒中、冠心病、心肌梗死等。

艾灸疗法

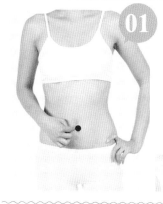

01 艾盒灸神阙

点燃艾灸盒放于神阙穴上灸治 10 ~ 15 分钟，以局部皮肤潮红发热为度。

『穴位定位』

位于腹中部，脐中央。

艾盒灸关元

点燃艾灸盒放于关元穴上灸治 10 ~ 15 分钟，以局部皮肤潮红发热为度。

『穴位定位』

位于下腹部，前正中线上，脐中下 3 寸。

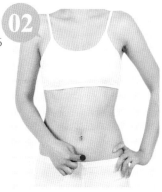

03 温和灸足三里

用艾条温和灸法灸足三里穴 10 分钟，以局部皮肤潮红发热为度。对侧以同样的方法操作。

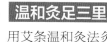
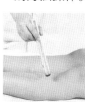

『穴位定位』

位于小腿前外侧，当犊鼻下 3 寸，距胫骨前缘一横指（中指）。

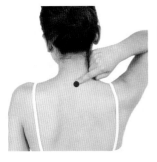
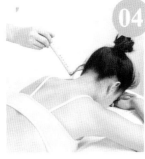

04 ▶ 雀啄灸大椎

用艾条雀啄灸法灸背部大椎穴
10分钟，以局部皮肤潮红发热
为度。

『穴位定位』

位于后正中线上，第七颈椎棘突
下凹陷中。

【专家解析】

神阙可温补下元，对症脾肾阳虚型高血脂；关元可调理肝、肾；足三里可燥化脾湿，
降血脂；大椎可清热降压。

随证加穴艾灸

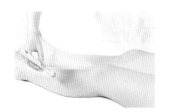
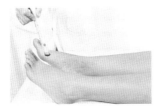
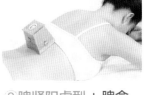

①脾虚痰盛型 + 丰隆

典型特征： 脘腹胀闷，不
思饮食，呕恶痰涎，腹痛
腹泻，头身困重，头晕。

艾灸： 用艾条雀啄灸法灸
丰隆穴10 ~ 15分钟。

②肝胆郁滞型 + 太冲

典型特征： 平素性情抑郁，
善叹息，胸胁胀痛，泛酸
苦水，妇女可见月经不调，
经前乳胀，腹痛。

艾灸： 用艾条雀啄灸法灸
10 ~ 15分钟。

③脾肾阳虚型 + 脾俞

典型特征： 头晕耳鸣，腰
膝酸软，形寒怕冷，手足
欠温，腹胀腹泻，阳痿。

艾灸： 将艾灸盒放于脾俞
穴上灸10 ~ 15分钟。

✚ 老中医经验方

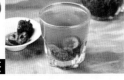

乌梅山楂去脂茶

- 乌梅40克，山楂60克，龙井茶5克，
  冰糖20克，煮汤饮用。
- 此茶可降压降脂，生津止渴。

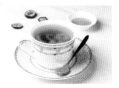

山楂决明菊花茶

- 菊花、干山楂、蜂蜜各25克，熟决
  明子30克，泡茶饮用。
- 此茶可清热泻火，降脂降糖。

艾灸祛病
04

冠心病

（症状）

胸骨后疼痛，呈压榨样、烧灼样疼痛，心律不齐等。

【病症简介】

冠心病是由冠状动脉发生粥样硬化，导致心肌缺血的疾病，是中老年人心血管疾病中最常见的一种。在临床上冠心病主要特征为心绞痛、心律不齐、心肌梗死及心力衰竭等。

艾灸疗法

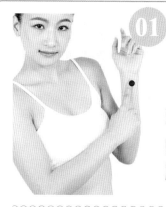

01 回旋灸通里

用回旋灸法灸治通里穴 10 分钟。对侧以同样的方法操作。

『穴位定位』

位于前臂掌侧，当尺侧腕屈肌腱的桡侧缘，腕横纹上 1 寸。

回旋灸内关 02

用回旋灸法灸治内关穴 10 分钟。对侧以同样的方法操作。

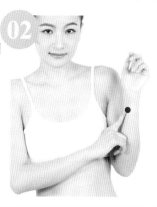

『穴位定位』

位于前臂掌侧，当曲泽与大陵的连线上，腕横纹上 2 寸，掌长肌腱与桡侧腕屈肌腱之间。

03 悬灸膻中

用悬灸法灸膻中穴 10 分钟，以局部皮肤潮红发热为度。

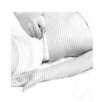

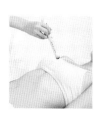

『穴位定位』

位于胸部，当前正中线上，平第四肋间，两乳头连线的中点。

冠心病
艾灸疗法扫扫看

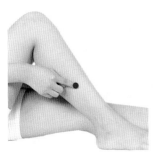
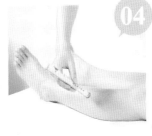

04 〔温和灸丰隆〕

用艾条温和灸法灸 10 分钟，以局部皮肤潮红发热为度。

『穴位定位』

位于小腿前外侧，当外踝尖上 8 寸，条口外，距胫骨前缘二横指（中指）。

【专家解析】

　　通里穴清热安神，活络止痛；内关穴养心安神，理气止痛；膻中穴宽胸理气，活血止痛；丰隆穴清热化痰，行气止痛。

随证加穴艾灸

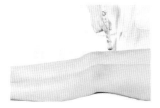
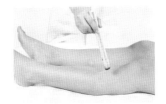
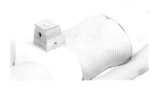

①**心血瘀阻型＋血海**

典型特征： 胸部刺痛，固定不移，入夜加重，舌质紫暗或有瘀斑。

艾灸： 用艾条雀啄灸法灸血海穴 10 分钟。

②**痰浊内阻型＋足三里**

典型特征： 胸闷痛如窒，痛引肩背，肢体沉重，痰多。

艾灸： 用艾条回旋灸法灸足三里穴 10 分钟。

③**阴寒凝滞型＋关元**

典型特征： 胸痛如绞，时作时止，感寒痛甚，面色苍白，四肢不温。

艾灸： 点燃艾灸盒放于关元穴上灸治 10 ～ 15 分钟。

✚ 老中医经验方

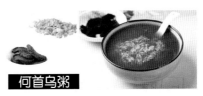

首乌菊花茶

- 制何首乌 12 克，菊花 9 克，枸杞 2 克，泡水代茶饮。
- 此方能降低血脂及胆固醇。

何首乌粥

- 何首乌 15 克，百合 30 克，枸杞 9 克，粳米 100 克，白糖适量，煮粥食用。
- 此方可补肝肾，益精血，降压降脂。

中风后遗症

症状

突然口眼歪斜，言语不利，半身不遂，不省人事。

【病症简介】

中医认为中风多因平素气血虚衰，在心、肝、肾三经阴阳失调的情况下，情志郁结，起居失宜所致。临床实践证明：中医经络穴位疗法对中风后遗症患者有很好的疗效，可有效改善口眼歪斜、偏瘫等症状。

艾灸疗法

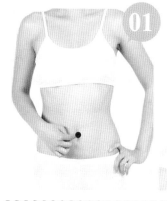

01 艾盒灸神阙

点燃艾灸盒放于神阙穴上灸治 15 ~ 20 分钟，以局部皮肤潮红发热为度。

『穴位定位』

位于腹中部，脐中央。

回旋灸足三里 02

用艾条回旋灸法灸足三里穴 10 ~ 15 分钟，以局部皮肤潮红发热为度。对侧以同样的方法操作。

『穴位定位』

位于小腿前外侧，当犊鼻下 3 寸，距胫骨前缘一横指（中指）。

03 回旋灸风池

用艾条回旋灸法灸风池穴 10 ~ 15 分钟，以局部皮肤潮红发热为度。对侧以同样的方法操作。

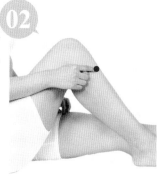

『穴位定位』

位于项部，当枕骨之下，与风府相平，胸锁乳突肌与斜方肌上端之间的凹陷处。

中风后遗症
艾灸疗法扫扫看

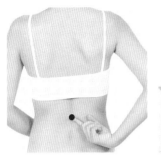
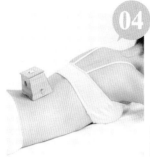

04 艾盒灸命门

点燃艾灸盒放于命门穴上灸治10 ~ 15 分钟，以局部皮肤潮红发热为度。

『穴位定位』

位于腰部，当后正中线上，第二腰椎棘突下凹陷中。

【专家解析】

神阙可温补下元，扶助正气；足三里可疏通局部经络；风池疏通头部经络气血；命门壮阳益肾。

注意：面红耳赤，心烦易怒，便秘尿黄，舌苔黄燥的肝阳暴亢型或痰热腑实型不宜艾灸。

随证加穴艾灸

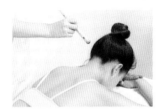
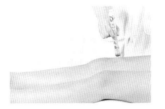
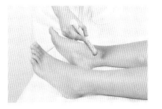

①风痰阻络型 + 风府

典型特征：头晕目眩，口眼歪斜，肢体麻木。

艾灸：用艾条回旋灸法灸风府穴 10 分钟。

②气虚血瘀型 + 血海

典型特征：面色苍白，气短乏力，偏身麻木，心悸自汗，肢体瘫软，言语不利，口眼歪斜。

艾灸：用艾条回旋灸法灸10 分钟。

③阴虚风动型 + 太溪

典型特征：手足心热，肢体麻木，失眠，眩晕耳鸣，半身不遂。

艾灸：用艾条回旋灸法灸太溪穴 10 分钟。对侧以同样的方法操作。

✚ 老中医经验方

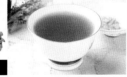

桃仁参茶

- 党参、桃仁、茶叶各 15 克，泡水饮用。
- 此茶可以益气活血化瘀。

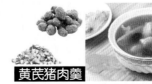

黄芪猪肉羹

- 黄芪 30 克，大枣 10 个，当归、枸杞各 10 克，瘦肉 100 克，煲熟食用。
- 此方可滋补肝肾，强筋骨，养血脉。

水肿

症状

以头面、眼睑、四肢、腹背或全身水肿为主症。

【病症简介】

水肿是指血管外的组织间隙中有过多的体液积聚，为临床常见症状之一。水肿是全身出现气化功能障碍的一种表现，与肺、脾、肾、三焦各脏腑密切相关。常见于肾炎、肺心病、肝硬化、营养障碍及内分泌失调等疾病。

艾灸疗法

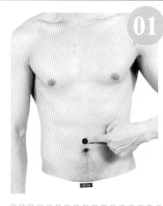

01 温和灸水分

用艾条温和灸水分穴 10 分钟，以局部皮肤发热为宜。

『穴位定位』

位于上腹部，前正中线上，当脐中上 1 寸。

回旋灸脾俞

用艾条回旋灸法灸治脾俞穴 10 ~ 15 分钟，以局部皮肤潮红发热为宜。

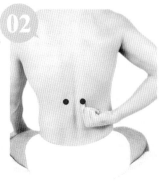

『穴位定位』

位于背部，当第十一胸椎棘突下，旁开 1.5 寸。

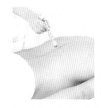

03 温和灸三阴交

用艾条温和灸三阴交穴 10 分钟，以局部皮肤发热为宜。

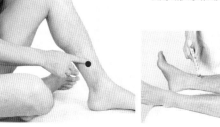

『穴位定位』

位于小腿内侧，当足内踝尖上 3 寸，胫骨内侧缘后方。

水肿
艾灸疗法扫扫看

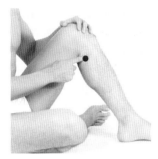
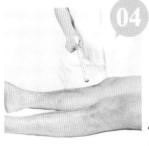

04 温和灸阴陵泉

用艾条温和灸阴陵泉穴10分钟，以局部皮肤发热为宜。

『穴位定位』

位于小腿内侧，胫骨内侧髁下方与胫骨内侧缘之间的凹陷处。

【专家解析】

水分可通利水道，利尿行水效穴；脾俞、三阴交健脾渗湿利水；阴陵泉利水渗湿。诸穴相配，水道可通，肿胀可除。

随证加穴艾灸

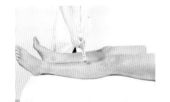

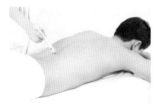

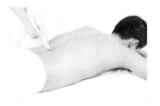

①脾阳虚衰型 + 足三里

典型特征： 身肿，腰以下为甚，按之凹陷不易恢复，小便短少，面色萎黄，食少便溏，伴神倦肢冷。

艾灸： 用艾条回旋灸法灸治足三里穴10分钟。

②水湿浸渍型 + 三焦俞

典型特征： 全身水肿，按之没指，小便短少，起病缓慢，病程较长，伴身体困重，胸闷。

艾灸： 用艾条温和灸法灸治三焦俞穴10～15分钟。

③肾阳衰微型 + 肾俞

典型特征： 面浮身肿，腰以下尤甚，按之凹陷不起，尿量减少或增多，心悸，气促，腰部冷痛。

艾灸： 用艾条温和灸肾俞穴10分钟。

✚ 老中医经验方

南瓜粥

赤小豆炖鲫鱼

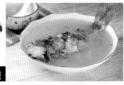

- 南瓜300克，粳米50克，煮粥食用。
- 此粥可健脾和胃利水。

- 赤小豆50克，鲫鱼1条，炖汤食用。
- 本方对水肿、小便不利有效。

脱肛

症状

以肛门脱出为主症，伴神疲乏力、食欲不振、排便不尽和坠胀感。

【病症简介】

脱肛又称直肠脱垂，是直肠黏膜或直肠壁全层脱出于肛门之外的病症。临床上根据其脱垂程度分为部分脱垂和完全脱垂。常见于年老体弱，产后或久病体虚，久痢久泄，或素患痔疾，便秘用力太过等病症患者。

艾灸疗法

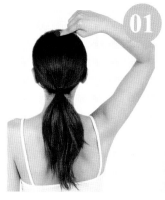

01 回旋灸百会

用艾条回旋灸法灸治百会穴 10 ~ 15 分钟。

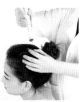

『穴位定位』

位于头部，当前发际正中直上 5 寸，或两耳尖连线的中点处。

回旋灸长强

用艾条回旋灸法灸治长强穴 10 分钟，以局部有温热感为宜。

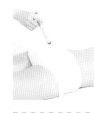

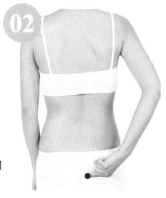

02

『穴位定位』

位于尾骨端下 0.5 寸，当尾骨端与肛门连线的中点处。

03 温和灸承山

用艾条温和灸法灸治承山穴 10 分钟，以局部感觉温热舒适为度。

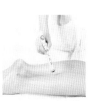

『穴位定位』

位于小腿后面正中，委中与昆仑之间，伸直小腿或足跟上提时腓肠肌肌腹下出现尖角凹陷处。

【病症简介】

脂肪肝，是指由于各种原因引起的肝细胞内脂肪堆积过多的病变。脂肪性肝病正威胁着国人的健康，成为仅次于病毒性肝炎的第二大肝病。在经常失眠、疲劳、胃肠功能失调的亚健康人群中发病率较高。

艾灸疗法

温和灸章门

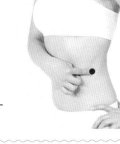

用艾条温和灸法灸治章门穴 10 分钟，以局部皮肤潮红发热为度。

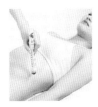

『穴位定位』

位于侧腹部，当第十一肋游离端的下方。

温和灸三阴交

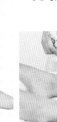

用艾条温和灸法灸治三阴交穴 10 分钟，以局部皮肤潮红发热为度。

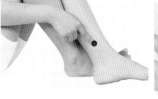

『穴位定位』

位于小腿内侧，当足内踝尖上 3 寸，胫骨内侧缘后方。

艾盒灸肝俞

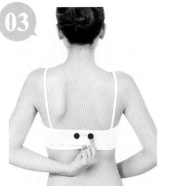

将燃着的艾灸盒放于肝俞穴上灸治 10 ~ 15 分钟，以局部有温热感为度。

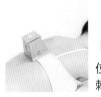

『穴位定位』

位于背部，当第九胸椎棘突下，旁开 1.5 寸。

脂肪肝
艾灸疗法扫扫看

痛风

症状

行性加剧，呈撕裂样、刀割样或咬噬样。
关节及周围组织红、肿、热、痛，疼痛进

【病症简介】

痛风又称"高尿酸血症"，是由于人体体内嘌呤的新陈代谢发生紊乱，导致体内尿酸产生过多或排出减少所引起的疾病，属于关节炎的一种。

艾灸疗法

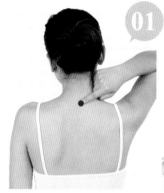

01 艾盒灸大椎

点燃艾灸盒放于大椎穴上灸治 10 ~ 15 分钟，以局部皮肤潮红发热为宜。

『穴位定位』

位于后正中线上，第七颈椎棘突下凹陷中。

雀啄灸足三里

用艾条雀啄灸法灸足三里穴 10 ~ 15 分钟，以局部皮肤潮红发热为度。对侧以同样的方法操作。

02

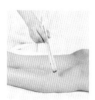

『穴位定位』

位于小腿前外侧，当犊鼻下 3 寸，距胫骨前缘一横指（中指）。

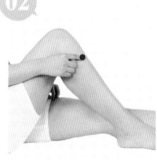

03 温和灸肩髃

用艾条温和灸法灸治肩髃穴 10 ~ 15 分钟，以局部感觉温热舒适为度。

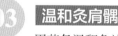

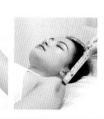

『穴位定位』

位于肩部三角肌上，臂外展或向前平伸时，当肩峰前下方凹陷处。

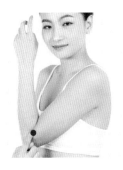
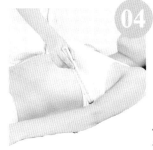

04 回旋灸曲池

用艾条回旋灸法来回灸曲池穴10分钟，以局部皮肤潮红发热为度。

『穴位定位』

位于肘横纹外侧端，屈肘，当尺泽与肱骨外上髁连线中点。

【专家解析】

病痛局部取穴及循经选穴可疏通经络气血，使营卫调和而风、寒、湿、热等邪无所依附，"通则不痛"，痹痛遂解。

注意：关节局部灼热红肿，伴有发热，恶风，口渴烦闷等湿热痹阻型，不宜艾灸。

随证加穴艾灸

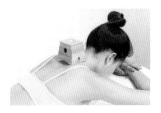
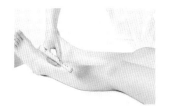
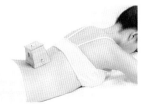

①风寒湿痹型 + 风门

典型特征：关节肿痛，屈伸不利，伴关节喜温，肢体重着，麻木不仁，小便清长，大便溏薄。

艾灸：点燃艾灸盒放于风门穴上灸 10 ~ 15 分钟。

②痰瘀阻滞型 + 丰隆

典型特征：关节肿痛，反复发作，伴关节畸形，屈伸不利，局部皮色暗红，体虚乏力，面色青暗。

艾灸：用艾条温和灸法灸 10 ~ 15 分钟。

③脾肾阳虚型 + 命门

典型特征：关节肿痛，肢体及面部水肿，伴气短乏力，腰膝酸软，畏寒肢冷，纳呆呕恶，腹胀便溏。

艾灸：点燃艾灸盒放于命门穴上灸 10 ~ 15 分钟。

✚ 老中医经验方

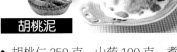

胡桃泥

- 胡桃仁 250 克，山药 100 克，煮汤饮用。
- 此方可调节代谢，缓解痛风症状。

薏仁红枣汤

- 薏米 50 克，红枣 5 个，煮汤食用。
- 常食可以缓解关节疼痛。

慢性胃炎

症状

无症状或不同程度的消化不良，如上腹隐痛、食欲减退、餐后饱胀等。

慢性胃炎
艾灸疗法扫扫看

【病症简介】

慢性胃炎是一种常见病，是指不同病因引起的各种慢性胃黏膜炎性病变，其发病率在各种胃病中居首位。中医认为，脾胃虚弱和饮食不节是导致慢性胃炎的主要原因。

艾灸疗法

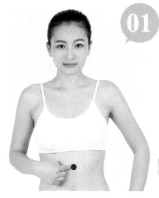

01 艾盒灸中脘

将燃着的艾灸盒放于中脘穴上灸治10～15分钟，以局部感觉温热舒适为度。

『穴位定位』

位于上腹部，前正中线上，当脐上4寸。

艾盒灸梁门

将燃着的艾灸盒放于梁门穴上灸治10～15分钟，以局部有温热感为度。

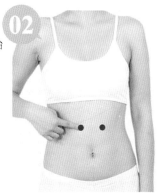

『穴位定位』

位于上腹部，脐中上4寸，距前正中线2寸。

03 温和灸足三里

用艾条温和灸法灸足三里穴10～15分钟，以局部皮肤潮红发热为度。

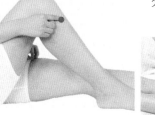

『穴位定位』

位于小腿前外侧，当犊鼻下3寸，距胫骨前缘一横指（中指）。